法国当代
心理治疗

第二版

理解与治疗恐怖症

[法] 克里斯蒂娜 · 米拉贝尔 - 萨龙
Christine MIRABEL-SARRON

[法] 路易 · 维拉 / 著
Luis VERA

潘巧英 / 译

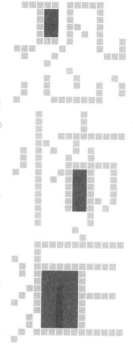

Comprendre et traiter les phobies, 2ᵉ édition

上海社会科学院出版社
SHANGHAI ACADEMY OF SOCIAL SCIENCES PRESS

目　录

I

引　言

　　无论年龄多大,社会地位如何,任何人都可能患上恐怖症。某国际恐怖症患者协会甚至列举了 6 500 多种形式的恐怖症,这足以说明恐怖症是如此之多!

　　最近网上进行了一项关于恐怖症的调查,有 2 000 名法语地区的网友做出了回复。其中 82% 的人认为自己受恐怖症困扰。他们的回复可以分为特定物体或情境恐怖症、广场恐怖症和社交恐惧。其中 38% 的人有蜘蛛恐怖症。此外,还有人对一些情境产生恐惧,如对闭室的恐惧(幽闭恐怖症)、对身处空旷高处的恐惧(晕眩)、对乘飞机的恐惧或者对处于水中的恐惧。最使人焦虑的情境是位于空旷的高处,超过 42% 的人有此问题。大多数恐怖症患者选择回避。调查者中,超过 41% 的人可以通过回避来克服恐惧。社交恐惧对人的影响最大,也最难控制。根据这次调查,32% 的人认为社交恐惧最难克服。超过三分之一的人认为在公共场合发表讲话最为困难。

　　如何面对形形色色的恐怖症呢? 为了最恰当地回答这个问题,临床医生曾认为医护人员的知识和培训十分重要。如何诊断恐怖症？如何根据病人症状、个人经历来最有效地治疗恐怖症？

需要承认的是，直到 19 世纪下半叶，精神病医生才开始关注焦虑。很多人的研究为焦虑症最初的分类做出了贡献，其中就有 1872 年达尔文的研究。后来，对焦虑症的研究方法逐渐发生了深刻的转变，从理论概念、元心理学到临床、描述、行为概念，并经常和神经生物学理论结合。这种转变既整合了新的不断发展的生物学临床资料，也反映了各国想要统一临床术语的愿望，以便对研究结果进行比较。

本书希望读者通过阅读能够：

■ 辨别恐怖症的不同表现形式；

■ 评估恐怖症给儿童或成人带来的危险；

■ 为孩子、成人和家人解释恐怖症的影响；

■ 熟悉药物治疗和心理治疗的基本知识；

■ 了解恐怖症的认知行为治疗，它是最有效的疗法之一；

■ 通过多个不同恐怖症的临床案例，了解常见恐怖症的表现形式，如特定恐怖症、社交恐惧、广场恐怖症、上学恐怖症……

本书将带领你在恐怖症的世界里遨游。第一章，我们将定义什么是真正的恐怖症，将它和某些类似恐怖症的假象区分开。其次，我们将向你解释恐怖症的成因，通常是多个原因导致的结果；我们将在第二章详细介绍十几种恐怖症的成因。出现的恐怖症可能会自行消失，但也有一半的可能性会持续下去，使人回避、害怕、羞愧，因此第三章将详细介绍恐怖症引发的后果。在第四章，我们将简略介绍不同的治疗方法，使读者了解恐怖症的药物和心理治疗。第五章和第六章相继探讨会诊过程中最常遇到的恐怖症，其中会有不少的患者故事。第七章和第八章将从最新角度来描述认知行为疗法的实用性，并介绍它们的短期疗效和长期疗效。

书中带有 * 的作者可参见附录 6"实用文献"。

第一章

恐怖症：认识越清楚，治疗越有效

我们常常独自面对焦虑和害怕，面对困扰我们的事情。如今焦虑症已然成为影响公众健康的问题。法国一项关于非住院治疗的研究指出，焦虑在当今社会是普遍的状态，更有甚者，它可能还是引起抑郁和成瘾行为(酗酒、滥药)的因素之一。

焦虑是一种常见的情感，不足为奇，在多种情形下都会产生。当焦虑变得太严重时，感觉令人难受，表现为躁动、紧张、不适，伴有扩散的恐惧，可能导致一段时期的行为紊乱，并回避一些引起恐惧的情境。

大多数恐怖症是因为正常的感觉过度累积。

例如，每个人在接触蜘蛛时都会害怕，蜘蛛恐怖症意味着这种感觉被过度放大。

害怕可以表现为多种形式，害怕蜘蛛，害怕野兽，害怕不被人爱、不被认可、不被理解。我们至少都了解其中一种感觉，而且我们应该学着去克服它，使自己表现得更强大。长大自立，就意味着努力克服恐惧！

由此看来，人们在面对引发恐惧的情境(使人害怕的情境)时所感受到的症状都是真实的。要敢于面对，才能克服它们。只有经历这些，我们才能成长，才能自由。

让我们一起来探索恐怖症的世界，一起学习克服它们吧。

什么是恐怖症？

恐怖症是一种精神障碍，属于焦虑症。恐惧是一种特殊的害怕，与现实情况相比过分夸大，无法解释，毫无道理，也无法克制，直至回避引发恐惧的情境。恐怖症的焦虑只有在面对特定情境或特定物体时才会产生……它可能由任何一种情境引发，也可能发生在任何人身上，男女老少都不例外；它可能会在生活的某个时刻突然出现，很多时候都找不到真正的原因；当然，它也可能突然消失。

关于恐怖症的电影

➡ 阿尔弗雷德·希区柯克（Alfred Hitchcock）的《群鸟》（*Les oiseaux*）

➡ 希区柯克的《艳贼》（*Pas de printemps pour Marnie*）：玛尔妮患有红色恐怖症，引起这一恐怖症的创伤性原因可以追溯到五岁那年，她见到自己母亲被谋杀。

➡ 弗里茨·朗（Fritz Lang）的《门后的秘密》（*Le Secret derrière la porte*）：丈夫对丁香花有恐惧，到哪儿都要叫人把它们摘掉。后来情节中提到，引起这种恐惧的原因是他年少时被关在一间空屋里。

国际公认的恐怖症定义如下：

恐怖症是"面对或预期面对某一特定物体或情境时产生不合理或过分的恐惧，这种恐惧持续而强烈"。恐怖症一般会引起直接的焦虑反应，可能会以急性焦虑发作（惊恐发作）的形式出现。

惊 恐 发 作

亦称为"急性焦虑发作"，惊恐发作常表现为呼吸急促、胸闷、心悸、出冷汗、肌肉挛缩、晕眩，对死亡的恐惧是最强烈的感觉；惊恐发作同时伴随着心理躁动和运动性躁动，患者会绝望地逃离引起焦虑的情境。

恐怖症患者意识到自己的恐惧过度。如有可能，他就会回避引发恐惧的情境，否则，一旦面对这种情境，他就会感到焦虑或强烈的不安。回避、预期性焦虑和痛苦的情感是三种主要的后果。

引发恐惧的情境会严重影响个人习惯、社会职业活动及与他人的关系。有时仅仅想象这一情境就会引起焦虑。

焦 虑 性 预 期

焦虑性预期指在某些情境发生之前，或想象某些情境可能发生时而产生的所有生理、行为和认知反应。这种引起焦虑的预期可能会从童年或少年开始。儿童与成人的机制基本相同，具体内容会随着年龄变化，并加入一些引发焦虑的社交因素。这是社交恐惧的主要特征。确实，面对引发社交恐惧的情境时，紧张、压抑、发抖是不可避免的。害怕在电梯里窒息的人其实没有缺氧和死亡的危险。然而，被人注视时害怕发抖或担心在面试时失利的人，其实都可以理智地预期即将发生的事情。所以焦虑性预期往往被经验强化。焦虑的病症常被忽略，其重要性和潜在的风险也常被低估。焦虑性预期被错误地认为是一种可以加强行为动机的心理活动。然而，在病理学中，它有明确的临床表现。为了将它和其他焦虑和恐惧区分开来，可以参考临床上一些明显的症状。它存在一定的标准：第一条标准涉及痛苦（引起痛苦的症状），第二条标准是无能（某个或某些机能有障碍），第三条标准是症状持续时间长且反复发作。

十分常见的疾病

20％的法国人，即超过 100 万人受恐怖症的困扰。它是女性身上最常见的精神障碍，在男性身上也排行第二。

实际上，这种焦虑症涉及 20％的人口，其中 30％至 40％的人在咨询精神病医生，5％至 10％的人住院治疗，另有 15％至 20％的人在看普通科门诊。

尽管恐怖症极为常见，但是它经常被身边的人忽视，因为恐怖症患者会回避引发焦虑的情境，或采取一些办法去克服焦虑（如能克制恐惧的物件、护身符、令自己心安的人……）。

出现恐怖症的年龄

恐怖症往往从童年开始，并持续到成年期。流行病学责任区（E. C. A）研究（1990）明确指出，恐怖症出现的平均年龄为女性13 岁、男性 14 岁。根据治疗后的评估，发病率高峰期可能在 5 至9 岁之间。这样的年龄就会产生一个问题：如何区分真正的恐怖症和成长时的恐惧感？成长过程中的恐惧感是儿童感受到的正常焦虑，我们会在第二章详细介绍。

"在瑞典进行的一项调查指出，特定恐怖症比社交恐惧更早出现：7 岁左右会有动物恐怖症，9 岁左右会有恐血症，幽闭恐怖症出现的平均年龄要晚得多，跟广场恐怖症出现的年龄接近（20 岁）。"

恐怖症的类型

精神病学将恐怖症分成四大类：单一恐怖症（亦称为特定恐怖症）、广场恐怖症、社交恐惧和疾病恐怖症（血液恐惧、疾病恐惧）。我们将在第五章和第六章对这些恐怖症进行定义。

莱皮纳（Lepine）及其同仁（流行病学责任区研究，1993）曾在法国两个地区进行一项调查，发现单一恐怖症在男性身上的患病率为 10.5%，女性为 20.1%。在儿童身上，单一恐怖症的发病率约为 2.4% 和 9.1%，比例较大的依然为女孩（Mouren-Siméonie et al. ,1993）。

在各种恐怖症中，特定恐怖症似乎是最常见的（详见表 1.1）。特定恐怖症也叫单一恐怖症，是最常见的恐怖症，涉及 6% 至 7% 的人。

表 1.1　常见恐怖症及其在男性、女性身上的发病率排序

恐　怖　症	类　　型	女　性	男　性
昆虫、老鼠、蛇	单一恐怖症	1	2
高处	单一恐怖症	2	1
公共交通	广场恐怖症	3	5
置于水中	单一恐怖症	4	6
暴风雨	单一恐怖症	5	11
置身人群中	广场恐怖症	6	3
其他恐惧	单一恐怖症	7	4
幽闭恐怖症	单一恐怖症	8	8
隧道、桥	广场恐怖症	9	10
在公共场合与认识的人交谈	社交恐惧	10	9
独自出门	广场恐怖症	11	14
独处	广场恐怖症	12	13
不管呆在你身边的动物是否危险，它都不能碰到你	单一恐怖症	13	15
和不认识的人交谈	社交恐惧	14	7
和认识的人吃饭，或在公共场合吃饭	社交恐惧	15	12

资料来源：Bourdon，*Journal of Anxiety Disorders*，1988，2，227 - 241.

任何东西都可能引发恐怖症

恐怖症的特征之一是它可以由任何东西引发，从暴风雨到云再到蚱蜢，一切都有可能。不可思议的恐怖症的例子比比皆是。

几位患有恐怖症的名人

➡ 首先是有恐光症的剧作家乔治·费多，他不能忍受白天的光线，只在晚上走出家门。

> ➡ 大家耳熟能详的例子有：古罗马皇帝日耳曼尼库斯受不了公鸡；昂布鲁瓦兹·帕雷看到鳗鱼会晕倒；拿破仑和他的老对手威灵顿一样怕猫。
>
> ➡ 亨利三世、路易十四、亚历山大大帝、尤利乌斯·凯撒、拿破仑·波拿巴等，他们都有一个共同点，那就是怕猫。

我们不可能列出一份完整的恐怖症目录。在数不胜数的恐怖症中，可以叫出名字的恐怖症比一年的日子还要多。附件 4 中收录了最常见的一些恐怖症。

发 展 史

在古代，从希波克拉底开始，人们对恐惧就有过描述，并形成了现在的叫法。

古希腊语用两个词来指恐惧。"deos"用来形容心理反射产生的恐惧，可以克制，"phobos"用以形容强烈且莫名其妙的恐惧，并伴有逃避的行为。

因此需要区分正常的恐惧和病理学上的恐惧（恐怖症）。正常的恐惧是一种情感，面对危险情境时是一种有用的预警。病理学上的恐惧在激活和调节过程中都属于难以控制的惊恐（André，2004）。

福 波 斯

福波斯是古希腊神话中的一位战神。他是战神阿瑞斯和美之女神阿佛洛狄忒的儿子，经常和兄弟得摩斯伴随父亲征战。他可以让惊恐降临人间。

《伊利亚特》中对他描述如下："杀人不眨眼的阿瑞斯，驰骋沙场／由他的儿子惊恐之神相伴，他的儿子雄壮、无畏／足以恫吓久经战场的勇士。"

19 世纪，恐怖症还有很多其他解释，如中邪、巫术、受蛊惑等。直到 1866 年，恐怖症被归入精神病学。

首先，根据莫雷尔（Morel）的分类法，恐怖症属于妄想症，和癔病、强迫症及各种形式的抑郁症并列。要等到 1875 年，恐怖症才被当作真正的疾病进行治疗。韦斯福尔（Wesfall）在 1878 年引入广场恐怖症这一术语。在法国，勒格朗·德·索尔（Legrand de Saule）详细介绍了空间带来的恐惧，患者面对空旷的场所觉得自己和世界隔绝而感到惊恐，即使他知道这种恐惧感并不合理。1879 年，巴尔（Ball）描述了幽闭恐怖症。1899 年有人描述了性爱恐怖症，然后是死亡恐怖症（害怕死亡）、恐狗症（害怕狗）、高处恐怖症（恐高）、暴风雨恐怖症（害怕暴风雨）。再后来，有临床医生区分了情境恐怖症、物体恐怖症和疾病恐怖症。

让内（Janet）* 在神经衰弱症的范畴内详细描述了恐怖症，并将它和强迫症联系起来。

当今分类

临床精神病学的新理念反映在当今精神疾病的分类之中，其分类根据是世界卫生组织创立的《国际疾病分类》(C. I. M)[1]和美国精神医学学会创立的《精神疾病诊断与统计手册》(D. S. M)。

这些分类建立在行为标准的基础上，旨在提高分类的信度。当然，也有人质疑这些分类太过武断。

根据 D. S. M.‐Ⅳ 或美国的精神疾病分类标准，恐怖症分为三种类型：特定恐怖症、广场恐怖症和社交恐惧。

特定恐怖症诊断标准
(DSM‐Ⅳ)300. 29/F40. 2

1. 面对某一刺激（物体或情境）产生持续的恐惧，但惊恐发作（如惊恐障碍）除外，或是在某些社交场合感到受挫或尴尬（社交恐惧）。

2. 面对某一引发恐惧的刺激时，几乎会即刻产生焦虑反应，并会有一定时间的紊乱。

3. 患者认识到其恐惧是过分且不合理的。

4. 尽管患者有时会痛苦地忍受，但通常情况下，他会回避引发焦虑的刺激。

5. 只有当回避、恐惧或即将面对恐惧情境而产生的焦虑性预期严重影响患者的习惯、工作和社交时，或引起的痛苦十分明显时，才可以作出诊断。

6. 对于未满 18 岁的患者，其病症必须持续 6 个月以后才能作出诊断。

---

[1] Classification Internationale des Maladies 的缩写，更常见的英文缩写为 ICD(International Statistical Classification of Diseases)。——编者注

恐怖症的诊断

如果要对恐怖症作出明确的诊断，您可能需要咨询医生。一次测试或一份问卷并不足够，您将在后文看到原因。当一名恐怖症患者前来咨询，医生会首先针对其恐怖症提出问题，如当前的发病率或发病时的情况。这样一次组织严密的面谈可以确定恐怖症的症状、病程及已接受的治疗的效果等。

恐怖症的病症如何？面对引起恐惧的情境采取什么态度？是否会有回避行为？以什么态度来抵抗焦虑？是否有酗酒行为？是否有滥用药物行为？面对家庭、工作和自己时，恐怖症会有什么反应？

当患者面对引起恐惧的情境时，惊恐发作会突然来袭，其发作的频率如何，持续时间和发作强度如何……？

医生会一条条列出引发焦虑的情境，列出和恐惧相关的情感、反复出现的想法和意象、患者的行为（如预期病情突然发作的生理行为）等。

然后医生会仔细研究相关联的症状。

焦虑症的鉴定

首先要做的工作就是鉴定其他形式的焦虑症，如其他相关恐怖症、创伤后应激障碍、广泛性焦虑症、强迫症。

其他与焦虑症相关的心理疾病

共病率（一生当中）

➡ 惊恐障碍：14.8％

- ➡ 广泛性焦虑症：16.0%
- ➡ 广场恐怖症：27%
- ➡ 惊恐发作：27%
- ➡ 社交恐惧：44.5%
- ➡ 重度抑郁发作：42.3%
- ➡ 酗酒：23.6%

鉴别抑郁症

与此同时，需要鉴别抑郁症。很多人会混淆焦虑症和抑郁症。两者都是常见的心理疾病，互不相同但又有些关联，所以两者十分容易混淆。我们为大家提供一些鉴别的线索。

鉴别抑郁的第一个因素：您的生活态度和方式突然改变；您使身边的人感到疑惑，他们不再认识您；抑郁使您直接改变了原来的生活习惯。症状会在早上和晚上出现波动，但这种波动也是有规律的，您的状态不会时不时发生变化。

您的这种总体变化总是伴随着三种表现：心境和思维发生变化、意志活动减退、认知功能损害。只有这三种生理和心理表现共存，才可以联想到抑郁症。

从定义上来讲，"抑郁"一词表示低落，所以抑郁首先是心境低落。心境发生变化，人感到悲伤。悲伤的程度变化很大，从轻微到中度，再到强烈，这就是所说的情感痛苦。

情感主要表现为悲伤、泄气，感到自己无能、无价值，同时伴随着思维的改变（Mirable-Sarron，2002）。

　　您消极地看待一切，认为自己"一无是处，是个窝囊废，不是个好妈妈"，对于身边人则认为"我无足轻重""他们并不关心我"，且对未来的看法也受到影响，甚至完全看不到未来，如认为"我没有出路了""我走投无路""没有什么可以帮到我"。您看到的世界是消极的，对一切都失去兴趣。曾经喜欢做的事情，如与朋友会面、娱乐活动等，也无法使您开心起来。您无法再体会到以前常有的开心愉悦和满足，并为此感到羞耻。一切都变得枯燥乏味、充满敌意，您变得悲观消极，自我封闭。

　　这种绝望还常常伴有自杀的念头。虽然这种念头很少表达出来，但是80％的情况下会产生自杀的企图。

　　您的睡眠会出现紊乱，睡眠质量变差，睡眠时间变短。通常您会在半夜或凌晨5点左右醒来，然后再也无法入睡。您以前习惯睡足八个小时，现在却只睡三四个小时，醒着的时候则萎靡不振。

　　根据上面的描述，您会发现自己时不时会有这样或那样的征兆，但是三种症状同时出现，医生才会诊断为抑郁症。这三种症状分别为心境和思维发生变化、意志活动减退、认知功能损害。如果上述三种症状突然同时出现，那您应该去咨询医生，以便确定您是否患了抑郁症。

成瘾

　　第三方面的研究关于恐怖症患者滥用某些物质，以帮助他们面对引发恐惧的情境。

同时有成瘾行为

为了应对焦虑，常常会产生成瘾行为，如酒精成瘾、药物成瘾，通常成瘾行为是潜伏性的。在酒精和药物成瘾这两种行为中，患者通常寻求的是它们安定的效果，在一段时间内能得到一定的宽慰，但是会产生一系列的并发症：对酒精和抗焦虑药物的依赖，成瘾后会使患者加大剂量以保持同样的效果。因此，广场恐怖症患者可能需要住院来戒除酒精或安定药成瘾。

几种恐怖症同时出现（最常出现两到三种相关联的恐怖症），会使人局促不安，无法正常生活。

比方说，同时患有广场恐怖症和社交恐惧的人除了回避空旷处之外，还会回避那些可能对他评价不好的人。于是他们将自己关在家里，再也不去工作，抑郁的风险就会大大增加。

一旦医生确诊恐怖症没有并发的抑郁症，他就会向患者解释恐怖症，尽可能使患者相信恐怖症并不可怕，并指出恐怖症是一种已知的疾病，合适的治疗（大约治疗15次）之后可以痊愈。

如果抑郁症成为恐怖症的并发症，那么抑郁症的治疗是当务之急。等抑郁症治好后，再重新评估恐怖症。

向医生咨询恐怖症的好处

➡ 咨询时，患者可以向理解你、了解恐怖症的人倾诉。

➡ 咨询可以让患者了解问题所在。

➡ 咨询可以让患者了解自己。

➡ 咨询可以让患者获取恐怖症的相关信息及解释。

➡ 咨询可以使患者消除犯罪感，恢复对未来的信心。

与恐怖症相似的疾病

器质性疾病并存

在对恐怖症作出诊断之前，有必要确定没有产生其他障碍症，如甲状腺机能亢进会引起焦虑发作，风湿病会引起行走障碍。关节病的疼痛、运动功能障碍、平衡障碍也会引起相同的症状。此外，神经失调也会与恐怖症混淆。

创伤性疾病病变

例如创伤性颅脑损伤，它可能引起不易觉察的后遗症。

需关注创伤性颅脑损伤既往史

露西在经历了一次车祸后就开始患上广场恐怖症。在车祸中，她的汽车失控，冲向人行道，并横滚了好远，但她没怎么受伤，倒是受了很大惊吓。

西尔维娅娜和朋友乘坐大客车去国外旅行，途中大客车在车流密集的转角拐弯，发生了碰撞，她死里逃生，只是踝关节扭伤。但她回国后出现了严重的广场恐怖症。

　　两人之间的共同点是她们都有创伤性颅脑损伤，会诊时发现她们似乎都"看得没以前清楚"。

　　在住院期间进行的视野检查发现这两位病人都有严重的视路病变。西尔维娅娜看不到视野下半区的东西，这很可能是创伤性出血引起的后遗症，因此她看不到地面的高低不平，看不到人行道和楼梯的台阶。她经常跌倒，导致逐渐产生对外界、对远离住处的恐惧。

和恐怖症相似的其他心理疾病

精神分裂症症状

伯努瓦认为自己接收到负能量

　　伯努瓦22岁，他说自己几个月来渐渐无法走出父母家门。他逐渐缩小了外出的区域，甚至只能去几步之遥的面包店买面包。自理能力逐渐受限、外出的范围越来越小，这使人联想到广场恐怖症的症状。

　　我们问伯努瓦出门时的感受，他说："我不敢上街，因为我感觉有些人会向我发送负能量，他们只要看我一眼就可以对我下命令。"

　　伯努瓦描述了自己幻听，甚至幻视的状况。这些状况和其他临床表现相结合，让人想到谵妄症持续发作，需要进行治疗。这种情况下，恐怖症的症状可能从属于更持久发作的谵妄症。和病人面谈可以发现所有症状。

根据病人的描述，伪恐怖症或非典型性恐怖症使人想到和恐怖症相同的症状，但是引起恐惧的原因往往是妄想症。

非典型性恐怖症通常表现为广泛性恐怖症（泛恐怖症）、对皮肤接触的恐惧，害怕在公共场合脸红，害怕自己散发异味，害怕生病。

患者表现冷漠、与人疏远，谈起他们的症状时也是漠不关心的样子。

在别人眼里，这些人感受到的威胁显得荒谬，难以置信。尽管这些症状不合实际，而患者则深信不疑。

明显的抑郁症

有些恐怖症只在抑郁症明显发作时才出现，在抑郁症发作前没有任何表现，这是"所谓的功能性恐怖症或伪恐怖症"。

抑郁症发作时最常出现的两种恐怖症是对空旷场所的恐惧（广场恐怖症）和对他人的恐惧（社交恐惧）。

广场恐怖症表现为害怕出门上街，对空间、十字路口、交通工具感到恐惧，将自己关在家里。但是如果有个信赖的熟人陪着，则可以较为放心地面对这些地方。这种广场恐怖症会很快使人无法上班，甚至无法上街买吃的。

至于社交恐惧，它则会使人回避所有人际交往。疲劳、对什么事情都无精打采、完全消极的世界观，这些无法使人变得善于交际，反而会让人更加孤僻。过去的 20 年，研究人员在圣安娜疗养中心相继进行了三项研究，对象为众多住院治疗的恐怖症患者。研究指出，约有 75％的患者表现出社交恐惧，而当抑郁症得到缓解时，只有 20％的患者表现出社交恐惧。这一观察结果与全法国的统计数据一致。确实，全法国五分之一的人口表现出强烈的社交恐惧及形式多样的"社交焦虑"。

强迫症

强迫意向指害怕对自己或他人实施暴力行为，如不可自制地想掐死某人，将某人扔出窗外或揍人。对强迫意向的恐惧是强迫症的表现之一。

害怕付诸行动

米歇尔想尽办法和他人保持距离，因为她认为自己是危险分子。甚至，最后她来咨询医生，也只是顾左右而言他，花了好几年才终于承认自己的恐惧。她觉得自己既然是公共危险分子，那人们就会把她关起来……

有些人的恐惧表现为担心自己抓起利器，伤害身边的人。而另外一些人则可能表现为担心自己冲向行驶的汽车。不管怎么说，患者想象这些行为，而且在脑海里和这些危险的想法作斗争，以免自己会付诸行动。对强迫意向患者的治疗和其他强迫症表现一样，需要同时进行药物治疗和心理治疗。

创伤后应激障碍

不幸的是，现在报刊头条出现越来越多的恐怖袭击、意外事故和暴力事件……这些创伤性信息可能引起真正的恐怖症反应，也可能引发和"创伤后应激障碍"十分相近的一些症状。当患者经历某次事故或袭击（不管身体是否受伤）时，这些症状会经过一段潜伏期再表现出来。患者会出现睡眠障碍、焦虑症，并不断回想事件，也就是说每个晚上患者脑海里不断出现遭遇的事件。经常做

噩梦或不停地回想创伤性事件会扰乱患者的生活，并可能很快引发抑郁症。（第 17 页）

分离焦虑症，回避上学

儿童的分离焦虑症

据观察，很多患广场恐怖症的成年人在童年有过严重的分离焦虑症病史。抗抑郁药能缓解这些患者的症状，因此我们假设抗抑郁药也能有效缓解儿童的分离焦虑症，尤其是回避上学的儿童。

我们并没有将观察对象的病史追溯到很早之前（一百来个住院者中，平均往前追溯了 6 年）。然而，通过对病人的随访，初步结果显示抗抑郁药和儿童分离焦虑症之间的关系并不明显，很难确认两者之间有密切联系。通常情况下，使用抗抑郁药的儿童会去上学，但依然不会全身心投入。同时，我们对不住院的儿童患者也进行观察，发现病情进展不一。其中一半的儿童由医生建议住院，但是父母拒绝，他们的病情几乎没有进展。另外一半儿童则是在出现厌学情况后住院几天，他们的病情进展良好。

由微生物引发

有些恐怖症并非由心理因素引起，而可能是生理病症。

下面为两个较为有名的例子：

■　恐光症（对光线的恐惧）可能是脑膜炎的一种症状。

■ 恐水症（对水的恐惧）指狂犬病患者无法下咽液体，因为有可能会引起咽肌痉挛。

恐怖症不分大小

恐惧随时都会来袭，强度可大可小，有些恐惧是一个人正常的心理发展现象。我们这里所说的恐怖症是指患者看到某些物体或情境会产生巨大的焦虑，甚至要千方百计去回避这些物体或情境。

如果出现以下几种情况，我们称之为严重恐怖症：

■ 产生绝对的回避行为，患者无论如何都无法面对引发恐惧的物体或情境。

■ 患者每天要多次面对引发恐惧的物体或情境。

■ 同时产生多种相关联的恐怖症，患者的情况没有片刻缓解。

以上这几种情况出现，则应该尽快治疗。

我们每个人都有恐怖症，这是否意味着大家都需要接受治疗或吃药？当然不是。当恐怖症对我们的日常生活造成不便，或影响了我们的家庭、社交和工作时，我们才需要接受治疗。

绝对的回避行为

当一个人逐渐或突然开始很难面对某种情境或某个物体时，比如说乘坐公共交通去上班，他就会利用一些"小玩意"，使自己勉强还能去乘坐公共交通。

这种摆脱困境的方法叫做反恐惧行为，表现为多种形式：

- 随身携带吉祥物或护身符；

- 在途中祈祷；

- 吃安定药，可以是草药，也可以是烈酒，用来减少焦虑感，或者大口喝下含酒精的饮料来增加些勇气；

- 故意绕开，以避免碰上害怕的物体；

- 采用另外一种交通方式上班，比方说走路，即使浪费时间或精疲力竭也在所不惜。

安娜和公共交通恐怖症

安娜，37岁，几个月来持续感到疲惫不堪，无法恢复，因此前来向我们咨询。通过和她交谈，我们了解到，6个月前，安娜突然很怕乘坐公共交通，无法乘坐通向她单位的公交车。她想要克服这种莫名其妙的恐惧，但它超出了自己的能力范围。她无法再乘坐公交车。最后她开始吃药来抑制焦虑感，却因此感到昏昏沉沉。工作要求她做事快速有效，但她却感到无所适从。于是她决定步行前往自己工作的商业中心，但是这样一来，她每天早晚要花两个半小时，也就是说一天要花五个小时在路上。除了感到疲惫，她的生活也变得混乱。没有时间购物，也没有时间打扫房间，她只好拿出睡眠的时间来做小小的补偿。因为作息时间混乱，有意缩短睡眠，她的恐怖症又引起了持续的衰弱。

主治医生建议她暂停工作。通过治疗公共交通恐怖症，安娜重新变得自主，每天的安排也不会影响生活，疲惫感也消失了。

安娜的情况并非个例。有些人为了避开一座桥、一条隧道、一家医院而宁愿绕很长的路。这些回避的行为会使人疲惫，最后阻碍自己的社交、工作和个人生活。

老年人的恐怖症

老年人的恐怖症还没有引起我们足够的重视。恐怖症会很快影响老年人的正常生活。

老年人身上最常见的恐怖症有恐高症、离家恐怖症、动物恐怖症、幽闭恐怖症。当然，他们也可能患上其他任何一种恐怖症。

恐惧的各种来源

正如我们所见，引发恐惧的来源各种各样，如蜘蛛恐怖症、恐高症、广场恐怖症等，任何东西都可能引发恐惧。但是，面对引发恐惧的情境的频率会随着具体情况发生根本性变化。比方说您害怕蜘蛛，在乡下及某些特定季节遇到蜘蛛的可能性会比较大，此时您可能得拿着探照灯找找有没有蜘蛛的身影，也可能不敢赤脚走在草地上或前往热带国家，但平时，您没有这方面的担心。

如果您有恐高症，那您害怕的就是高处了。您害怕去某幢高楼顶部的旋转餐厅就餐，不敢登上某个名胜，不敢爬山，但这些情况还是比较少遇到的。

然而，如果您有广场恐怖症，也就是说您害怕空旷的地方，那日常生活中您就会有危险。空旷地方不一定指中亚细亚的大草原，而可能只是一条宽阔一点的街道或是一条林荫大道，也可能是两街交汇的十字路口、一个公园、一片田野……每天或每次出行，您都可能会遇到这样宽阔一点的地方。

马克将自己关在家里

马克，22岁，是一名大学生。一天晚上，他上完课后回家，途中突然感到虚弱。他走在街上，感觉自己快要晕过去，只好停下来，靠在一堵墙上。他没有倒下，也没有失去意识，最后重新上路回到了家。从第二天开始，他发现自己走在街上总是感觉不舒服。渐渐地，他会沿着从家到学校的同一条路线走。午饭后他不再自己去散步，也不和朋友去散步，周末的时候千方百计地找借口不出门，将自己关在房间里。后来，去学校的那条路也变得艰难，他背着父母偷偷开始吃药，好让自己完成余下学业。马克顺利通过了考试，假期一开始，他就决定开始咨询医生寻求帮助，其中包括戒除对安定药的依赖。

自己治疗，需警惕！

我们会看到，有些恐怖症患者并没有去回避引发恐惧的物体或情境，而是抱着挑战的态度，故意或下意识地去面对它们。这种"克服恐惧"的行为会让身边人觉得突然和惊讶，患者通过这些行为努力否定自己的恐惧或减少焦虑。其实他这样做是在打肿脸充胖子，并非有计划地去控制恐惧，而是一种想要摆脱恐惧的绝望行为。这些行为是无效而且危险的，它们的作用是一时的，而且会带来不良后果。

另外，有些患者和马克的症状一样，可能会将自己关在家里，甚至不敢走出家门一步。结果发现，引起恐惧的情境出现的概率越大，他们的恐惧就更加强烈，更加无法消除。

此外，如果患者用来抵抗恐惧的小物件不起作用的话，他们就会完全崩溃。

相关联的恐怖症

恐怖症是一种焦虑障碍，它经常和其他的焦虑症（惊恐障碍、强迫意向等）相关联。

恐怖症还会和其他恐怖症相关联。多种恐怖症同时出现会给生活带来更大的障碍，最常见也最经典的例子是一个人身上同时出现广场恐怖症和社交恐惧。根据最近的统计数据，40％的广场恐怖症患者有一定程度的社交恐惧。广场恐怖症是对空旷场所的恐惧，而社交恐惧则是对人际交往的恐惧，两者涉及的情景完全不同，但它们在临床上却有相似的表现。广场恐怖症或社交恐惧患者都害怕上街、害怕上班。对于前者而言，他们害怕的是空旷地方，后者则害怕在街上、坐车或开车等红绿灯时和他人有目光接触。

在对病情进行最初评估时，医生需要区分不同的恐怖症，通过最微小的细节去发现特殊的病症，从而得出确切的诊断。

补充性检查

医生可以通过特定问卷作为补充检查。这些问卷可以衡量最常见的恐怖症，其中有些是法语的，可以让我们在特定时刻来衡量恐怖症的程度。

最常用的问卷有：

■ Marks 恐惧问卷（Marks Fear Questionnaire，MFQ），可以计量恐惧的程度及焦虑障碍，甚至抑郁障碍的程度。问卷中有三个亚量表，可以区分血液和疾病恐怖症、社交恐惧及广场恐怖症；

■ 恐惧调查表（Fear Survey Schedule，FSS III）也称为 Wolpe 恐惧调查表，问卷设计得更长，可以计量恐惧的程度。问卷中有五个亚量表，可以区分动物恐怖症、疾病恐怖症、社交恐惧、广场恐怖症及其他恐怖症。

当患者的恐怖症较为严重，无法再正常生活，就会来寻求治疗。当恐怖症较轻微或到中等强度时，患者会寻求"小物件"。如果很少遇到引发恐惧的情境，他们会直接回避这些情境。

不管是哪种情况，医生都会向您解释恐怖症的起源，帮助您更好地了解自己的病情，通过药物或心理治疗来帮助您克服自己的障碍症。

恐怖症的自然发展

恐怖症泛化

从害怕开车到无法出门

米歇尔在开车时会心动过速。他回到家，并在周末去看了一位心脏病医生。医生排除了所有心脏病的可能性，诊断为焦虑发作。第二周开始，米歇尔再也不想开车，后来又害怕乘坐公交车，甚至害怕独自上街。在"焦虑发作"后的第六个星期，他将自己关在家里，只有在一个信任的人陪伴下，才能出门，步行去上班。

这种现象称为"引发恐惧的刺激泛化"，越来越多和最初引起恐惧的情境（对于米歇尔来说，就是害怕离家）相似的刺激会出现。这种泛化会根据每个人所恐惧对象的特点有规律地出现。

恐怖症的自愈

恐怖症的自然发展显得惊人。事实上，50%的恐怖症会自我痊愈。相反，另一半有时会持续几十年。

这些恐怖症会自愈……

某些恐怖症会自我消失。通常在恐怖症症状出现的那一年，自愈的现象会发生。如果第一年没有自愈，那么变成慢性病的风险和恐怖症持续多年的可能性就会增加。

自愈的情况有多种：

■ 第一种情况是在恐怖症出现后，患者很少需要面对引起恐惧的物体或情境，慢慢地，恐惧感减弱，条件反射自然解除，恐惧反应消失。

■ 第二种情况是不回避引起恐惧的情境，病人选择直接面对。这种情况比较痛苦，身体会出现多种感觉。这种情况会产生对情境的临时回避。

■ 第三种情况是出现愤怒、狂躁的情绪，使得病人不计后果，突然去面对长期回避的情境。

患幽闭恐怖症的马夏尔

马夏尔，30岁，患有幽闭恐怖症已有十来年。然而，她从没有放弃乘坐地铁，也没有放弃参加游访活动。她唯一不敢尝试的就是走进地下墓穴。每次她都会觉得头晕发热，浑身不舒服。她也会回避那些注意到她不适的人投来的目光，有时甚至要上上下下三次才能坐完地铁，在某个地铁站先下来一会儿让自己冷静一下。她说，这真是一场"艰难"的战争。但是渐渐地，她开始觉得不再困难。她强调说，"有时，我甚至忘记了自己身处密闭空间，也没发觉自己可能缺氧"。

慢性恐怖症

大多数恐怖症都会持续多年，最后变成慢性病。这里需要提及几种可能性。

物体的形象引起恐惧、厌倦，甚至不能看到照片和玩具，例如在某些动物恐怖症患者身上会看到这种情况。患者会刻意回避，如果要面对这些可怕画面，他需要下很大决心。

例如，有个年轻人想要考取兽医学校，但他有恐牛症；一个住在巴黎的人对鸽子感到恐惧。这些恐怖症使他们丧失了工作的能力，消除恐惧是唯一的解决方法。

恐怖症因为引起多方面的回避而持续。大多数广场恐怖症就是这种情况，在几个月内会发展出对很多东西的恐惧感，最终患者将自己关在家里，甚至无法去附近的店里买生活用品。

伪幽闭恐怖症

莱亚是广场恐怖症患者，即使缝纫店和她家在同一栋楼里，只比她家低两层，她也无法前往。她也无法一个人呆在家里，得叫哥哥搬过来一起住。她和一切都断绝了往来，完全将自己封闭起来。

通过回避，患者越来越早地切断和引发恐惧的刺激之间的联系，完全丧失了让恐怖症消失的机会。患者每次屈服于恐怖症时，都会感到同样的不适，认为恐怖症命中注定会一直持续下去，恐怖症就会因此得到强化。太早回避，恐怖症消退的可能就变小。或者说患者没有心理承受能力来重构自己的经验。于是，每次和刺激的短暂相遇都只会加强恐惧的程度，每次面对刺激，都会怕上加怕。

第三种假设是恐怖症持续同时由个人性格、环境条件和生活背景能因素造成。有时，患者身边的人会十分善意地帮助患者，但是这种行为会导致患者对他人的依赖，对自己完全失去信心。事实上，帮助一个恐怖症患者，而且要做到令患者放心，慢慢地让他进步，这是一件不简单的事情。

所以，当恐怖症影响了正常生活，就需要咨询医生，让他们找出恐怖症的起源。医生会帮助我们发现病症，然后向我们解释如何进行药物治疗或心理治疗。

恐怖症患者自我封闭

一般来说，我们经常可以在恐怖症患者身上看到以下反应：

■ 患者意识到自己的恐惧过分了；

■ 理智来讲，患者能够解释引起恐惧的源头并不那么可怕；

■ 患者的恐惧感无法抑制，甚至听到引起恐惧的物体的名字都会让他产生生理或心理的不适；

■ 患者试图向他身边的人解释自己的恐惧；

■ 身边人会采取一些安慰的话语或行动，但是起不了决定性作用，于是他们会失去耐心，讽刺取笑患者；

■ 患者自我孤立，回避谈论自己的恐惧，每次出门或和别人见面，他都会事先规划路线或见面地点，尽可能地避免面对引发恐惧的物体或情境；

■ 患者要回避的情境越来越多；

■ 患者的自我封闭和对生活的限制常常会带来情感、工作和家庭生活的障碍；

■ 面对他人，患者千方百计地隐藏自己的恐惧，其实内心十分痛苦。

阿琳娜和羽毛恐怖症

阿琳娜跟朋友说，她无论如何都无法靠近母鸡。她会被母鸡吓到，不得不绕开走。她也会解释说，其实自己害怕的是接触羽毛。阿琳娜其实知道接触母鸡的一根或几根羽毛根本没有危险,她甚至都想不出到底什么时候羽毛曾给她带来过危险。但她还是无法抑制自己的恐惧。这是一种莫名的恐惧,当她看到母鸡,就无法控制这种恐惧,只好远远地绕开回避。阿琳娜察觉到自己的这种恐惧来得莫名其妙,而且发现身边的家人或朋友看到母鸡并不会产生这种反应。阿琳娜并没有把这种恐惧吐露给别人,而是尽可能地隐藏着,免得别人感到惊讶或嘲笑她。事实上,当引发恐惧的物体或情境越是平常,身边人越是不能理解患者的心态,患者的恐惧也就越难以抑制。身边的人常常不是给予包容和鼓励,而是想要竭力说服患者恐惧的荒谬性。阿琳娜身边就经常有人说:"别傻了,什么事都没有。""你平时太敏感了……"阿琳娜对自己的恐惧感到羞愧,总想把这种感觉隐藏起来。她总是事先设想自己可能会遇到母鸡或其他家禽的情况。刚巧,表兄弟刚刚布置好自己的农场,邀请她去参观,她心想如果真的无法拒绝的话,她还可以借口自己头疼得厉害,到了之后呆在房间里。阿琳娜觉得自己的情况太可笑,于是避而不谈,默默忍受着。最后,她来寻求我们的帮助,因为她不想放弃一次专业资格培训,但是这次培训可能会使她陷入上述困境。

阿琳娜是个很典型的例子,产生莫名的恐惧,竭尽全力向他人隐藏自己的恐惧,恐惧出现时又竭尽全力去面对。但是,她脑海里一直周而复始地在想:我会遇到母鸡吗?她在做出任何决定前,永远都在预测情况的危险程度。阿琳娜对自己的恐惧感到害怕,每天都在和恐惧做斗争,以避开自己感到恐惧的东西。

不可混淆的术语

有些术语或表达方式容易引起混淆。比如说，我们经常用"神经质的"来形容焦虑症，但焦虑症的情绪躁动要远远超过神经质的躁动。

➡ 焦虑：从希腊语翻译而来，希腊语意思为"抑制""压迫"。这个术语表达的是一种因为受逼迫的危险带来的不适感觉，但是别人无法观察到这种情感。

➡ 厌恶：这种情感反应和害怕很接近。这并非是一种真实的害怕。有些人在触碰、听到或吃到某些东西时会觉得反感，而我们大多数人对这些东西没有特殊感觉或只是感到轻微的恶心。对于那些有厌恶感觉的人来说，和有些东西接触会使他们觉得背脊发寒，感到恶心甚至抽搐。

➡ 强迫、强迫思维：一些不受欢迎但无法抑制的想法强行进入患者脑海。例如，一位母亲想在孩子睡觉时把他掐死，她一直受到这样的想法折磨。

➡ 惊恐发作：就是惊恐突然发作。

➡ 害怕：这种感觉和恐惧很像，但这是面对真实危险时产生的一种正常反应，所以这是一种原始的本能，在应对真实危险或威胁时产生。然而，威胁也可能是人想象的产物。莫泊桑曾将害怕描写成"很可怕的东西，是一种难以忍受的感觉，好像灵魂被分解，思想和内心遭受可怕痉挛，只有回忆因为痛苦而颤抖"。

➡ 迷信性质的恐惧和禁忌：这是一种集体的信仰，同一个文化中的其他成员也有一样的感觉，例如不从梯子下走过，

讨厌绿色和数字 13······

➡ 担心：这是一些不断出现的想法，我们无需抵触。例如，少年一直担心自己被其他人排斥。

➡ 紧张：指的是人体对生理和心理刺激做出的反应。

➡ 惊恐：来自拉丁语"terror"，这是一种过激的恐惧，使人产生惊慌和麻痹。人们常说恐惧得"无法动弹"或"说不出话"。

重　点

1. 恐怖症种类繁多，比一年 365 个日子还多。

2. 所有人都可能有恐怖症。

3. 任何年龄阶段都有可能得恐怖症。

4. 恐怖症没有大小之分。

5. 应该测量恐怖症的程度。

6. 有一半的恐怖症会自己消失，还有一半会变成慢性病。

7. 应该向专业医生咨询，以诊断恐怖症（注意区分与恐怖症症状相似的疾病）。

8. 治疗恐怖症有药物治疗和心理治疗两种手段。

第二章
恐怖症的十个成因

现在讨论恐怖症的不同成因。

如今，人们从心理学、生理学、遗传学、情感等多方面对恐怖症的形成机制进行解释，但是没有哪种机制足以解释所有的恐怖症，所以人们猜测恐怖症由多种因素综合产生：

1. 人类的自我保护；

2. 无意识的冲动；

3. 遗传上的脆弱性；

4. 神经生理学：应激；

5. 害怕或恐惧的神经生物学；

6. 儿童发展过程中的因素：从儿童期开始就有恐怖症；

7. 模仿他人：学习他人的恐怖症；

8. 创伤性事件；

9. 天生或后天习得；

10. 思想负担。

需要注意的一点是，这些成因可以彼此组合，稍后我们将详细探讨这些成因上的假设。在对恐怖症进行药物和（或）心理治疗前，了解不同的成因是必要的。

成因一：人类的自我保护

恐惧是一种基本情感，地球上现存的主要动物物种都有这种情感。在同一物种里，情感表达的面部表情或躯体动作没有什么差异。

人类的历史发展证明恐惧存在的合理性，它有时可以使人类适应恶劣的环境。大多数时候，恐惧显示的是我们祖先的生存本能。因为捕食性动物威胁到祖先的生存，如今我们才会害怕这些动物。暗藏危险的其他情境也是如此，如黑暗、空旷、陌生地方等。人们不需要学习就能感知（人种学家称之为"集体记忆"）。面对特定的情境，生存的本能就会显现，引起强烈的焦虑和回避。这一点解释了恐怖症的特点之一——不合理性。这是背景（社会背景或心理背景）使我们产生危险的图式，尽管这些图式如今看来是不合时宜、非理性的。

因此塞利格曼（Seligman）*认为，有些恐怖症由生物学因素引起，可以和人类生存过程中面临的潜在危险联系起来。

先天还是习得？

塞利格曼认为，恐怖症的出现受先天因素影响：大多数单一恐怖症的刺激和人类的生存斗争有关（如黑暗、高处、动物恐怖症）。这些和经验相关的刺激可能会引起先天的恐惧感，之后再进一步发展。

例如,从儿童会爬开始,对高处的感知就会使他们产生回避行为。1965 年,沃克(Walk)曾使用"视崖"装置来证明 6 至 14 岁的儿童会回避"悬崖"较陡的一面,而选择去爬较为"平坦"的一面。

"视崖"装置由一个大箱子组成,它们的表面是玻璃板,而箱底分成两部分,一部分靠近玻璃板,另一部分则较深,这就给人一种错觉,认为箱子一边较深,而另一边则较浅。孩子被安置在箱子中央,成人一会儿在这边,一会儿在那边叫他,同时观察他的回避反应。在这种情形下,孩子更喜欢爬向看起来较浅的那边。如果需要爬过底部看起来较深的那边,孩子就不愿靠近叫他的人。这种回避说明,从小开始,深度会使人产生恐惧。

恐惧是为了更好地适应?

和所谓的"非技术时代"和"种族遗传"的恐怖症相反,有些恐怖症是新产生的,即所谓的"工业时代"的恐怖症,涉及一些由人类发明引起的情境或物体,如交通恐怖症、电脑恐怖症等。

任何文化和文明都对恐惧有所认知。因为恐惧,人类得以幸存。这些不合理的恐惧是人为产生的,可以追溯到部落仪式和保护性的迷信活动。同样,集体性恐惧通常出现在整个群体都感到不安和脆弱的时候。如今,人类对宇宙和自然现象认识更深了,所以较少求助于恐惧来保护自己的群体。因此,现在我们观察到更多的个人恐惧,当然在群体中也或多或少出现。这些恐惧是自古以来最具代表性的恐惧,首当其冲的就是广场恐怖症和社交恐惧。

某种意义上来说,社交恐惧保持了群体保护的目标:害怕打扰他人，私人的意愿排在他人的意愿之后，他人的观点有损自身的观点，认为他人更需要爱而拒绝自己被爱……

成因二：无意识的冲动

在多种心理学研究方法中，只有精神分析法长期关注恐怖症问题。1895 年，弗洛伊德将恐怖症并入焦虑性神经症，因为除了慢性焦虑症（广泛性焦虑症）之外，它们都会急性发作（惊恐发作、急性焦虑发作）。1909 年，他认识到恐怖症在"症状、心理抑制、焦虑"方面的特征。恐惧是某一受喜欢或讨厌的重要物体通过表征迁移到另一个不太重要的物体时产生的产物。

最有名的例子可能就是弗洛伊德在《对一名五岁男童的恐怖症分析》（*Analyse d'une phobie chez un petit garçon de cinq ans*，1909）中讲述的小汉斯的例子。事实上，弗洛伊德只遇见过这孩子一次，对孩子的恐怖症进行分析的是一位对其理论深信不疑的学生。

汉斯及其丧失生殖器焦虑

从 3 岁起，对母亲的爱意和对父亲的敌意使汉斯觉得左右为难，这阻碍了他对母爱的渴望。从中我们可以看到俄狄浦斯情结的三角关系。后来，孩子看到一匹马在排尿，马用来排尿的器官（生殖器）尺寸使他惊讶，这原本是普通的一幕。不久之后，他又看到另外一匹马像死了一样倒在维也纳街头……从此之后，汉斯的恐怖症开始了。他担心被马咬。

汉斯看到这两个场景时，他的内心正经受着激烈的斗争，把这两匹马的形象和他父亲的形象联结起来。第一个场景中，他将马的生殖器和父亲的阴茎联系起来，因为它们都那么粗大健硕。第二幕场景则和他想要摆脱父亲的欲望联系在一起，因为他想要夺取父亲的女人，并占为己有。尽管汉斯年纪尚小，但知道这种感觉是有罪的，于是他开始害怕被惩罚。从此以后，他将恐惧的真实原因（如对父亲的憎恶及由此引起的严酷惩罚）从自己的意识中排除掉。他将自己的恐惧转移到象征父亲的马身上。汉斯因此将内在的危险（害怕父亲可能会因为自己的恋母情结而进行阉割报复，因为手淫的习惯，他的这种恐惧感更加强烈）转化成外在危险，因为外在危险相对没那么恐怖。至少不接触马的时候，汉斯可以得到安宁。这样，他就可以继续得到父母的爱了。因此当自我受威胁时，恐惧就会产生，焦虑占据上风，甚至引起抑郁，将恐惧的真实原因从意识中排除。恐惧可能可以降低焦虑。换句话说，人因为自己的性冲动而感到害怕，内心受这些欲望的折磨，可能会因为逃避而转嫁到外在的恐惧，这些外在的恐惧相对没那么危险，也比较容易被自我和作为道德捍卫者的超我接受。

成因三：基因遗传

部分家庭成员身上发现多种恐怖症症状，这是基因遗传论可能得以成立的依据。例如，伤口恐怖症经常可以在一个家庭的不同成员身上观察到。而且，根据这一理论假设，存在一种带有生物学倾向的先天因素（在任何文化中都存在），这可以解释某些特殊刺激引起的高敏感性。因此，代代相传的遗传因素可能会使人出生时就带有恐怖症。确实，不管人类生活在哪个角落，世界上都存在着一些共同的恐惧：孩子都害怕黑暗、害怕离开母亲……而且，有些恐惧（如对蛇、高空、黑暗和水的恐惧）可能潜伏在每个人身上，仿佛通过种族遗传的基因本身携带着这一信息（98％的人类基因组）。因此，基因遗传既可能是普遍性的，也可能是家庭影响的结果。

成因四：神经生理学因素

焦虑和恐惧的生活经验伴随着强烈的生物反应，有些研究者称之为"植物神经系统风暴"。这种生物反应因人而异，焦虑情境的陌生程度和突然程度、过去是否有相关经验、个人对环境的反应方式、环境特征、个人的应激适应机制也会对这种生物反应产生影响。总而言之，每个人都会随着自己的经历、生活环境、内在应激能力而发展出个人的反应。

神经生理学影响

在人类身上，任何一个经历焦虑情境的人都会不同程度地产生明显的神经生理方面的变化。这些所谓的"神经植物系统"的变化表现为心跳加速、呼吸加快、皮肤血液供给减少，而肌肉血液供给则增加。多项研究发现，广场恐怖症患者表现出的神经生理变化要比单一恐怖症患者强烈。研究还发现，阵发性焦虑症患者的症状相似,如对环境超敏感,且很难适应环境的刺激。通过治疗,这种生理活动过度逐渐消失,尤其是通过放松疗法,情况改善更加明显。

恐血症患者情况特殊,只有他们会产生迷走神经晕厥的反应。1985 年,马克斯*(Marks)研究了一些生理倾向。他尤其注意到鲜血或伤口恐怖症患者会产生心跳减慢,而其他恐怖症患者则恰恰相反,会产生心动过速。看到鲜血或伤口而引起的心动徐缓会持续好几分钟。心跳的减慢伴随着体温下降、呼吸减慢;同时还表现为近乎晕厥的不适感,常常伴有恶心。

成因五:神经生物学因素

神经生物学家鉴定了四种基本情感,它们被认为是人类得以生存的基本情感,显示出特有的神经功能关联。其实从表面来看,这涉及人类感知环境后作出的反应。严格来讲,情感并不能感知环境,而只是能够感知在不同背景中产生的身体内部的反应。因此存在情感经验和反应行为,对于基本情感来说,反应行为可以在感知外部环境之后"直接传送"。

四种基本情感对应四个神经系统:

■ "探索"系统;

■ 刺激系统;

■ 恐惧系统;

■ 惊恐系统。

借助在动物身上实施的神经生物学和神经药理学研究,也得益于在人类身上进行的神经病理学和神经心理学的相关性研究,我们可以识别每个系统的神经传导和神经化学特征。

引起我们关注的是恐惧系统和惊恐系统。在治疗时，区分恐惧和惊恐十分重要。恐惧和攻击性一样，有其自身的神经生物学基础，存在于大脑的杏仁核中，但是恐惧的神经生物学基础在旁侧部位。中间部位会引起战斗反应，旁侧部位则产生逃避反应。两个系统的平衡决定了身体的反应（"战或逃"），根据"刺激的程度而产生不同反应"：对旁侧杏仁核的轻微刺激产生"阻碍"的反应；如果刺激更加严重一些，则产生逃避的反应。相关的信息传导经过位于中间和前面的丘脑下部，最后传到背部的中脑导水管周围灰质。这一传导结构对于意识和情感的产生来说可能是最重要的。运动程序也是在这些大脑部位启动。这个系统通过 γ-氨基丁酸进行化学调控，所以对苯二氮平类药物十分敏感。

根据神经生物学理论，惊恐是一种害怕，和失去、分离的感觉及行为相关。它的神经回路与恋母情结、依恋行为激发的回路重合，它们的中心位于前扣带皮层，投影到丘脑、下丘脑、红核、腹侧被盖区的众多部位。主要的化学介质为内生性类吗啡，所以最合适的药理治疗是使用抗抑郁药。

在动物界我们可以观察到一个有趣的例子：不想远离母亲的儿童，在分离之后，大脑类吗啡的活动减弱，效果随之减弱。

基本情感有着与生俱来的神经生物学基础，后天则有两个因素起作用：经验和学习。这对病理学和治疗产生重要的影响。

关于恐惧和恐怖症，勒杜（Ledoux，1996）指出两点。

第一，关于恐惧刺激和逃避反应之间迅速且持久的关联。只要有一次不愉快的经验，就可能激活侧杏仁核和中脑导水管周围灰质之间的即时关联。这一方面解释了皮层的排斥性及自省意识的产生，另一方面也解释了恐惧行为的产生。相反，另一条回路涉及短时记忆的关键区域——海马区。无论如何，恐惧经验的影响不可磨灭。

第二，如果这些不可磨灭的影响阻碍了个人的适应，那么他可以通过学习来控制不当行为，这是行为疗法的基础。人可以学习抑制不情愿的行为，其神经活动涉及前额叶皮层和眼窝前额皮层的激活，这些区域是控制基本情感的基质。需要指出的是，杏仁核及其皮层传导回路的活动会持续进行，即使皮层活动参与进来，也不替代杏仁核活动。皮层起到调节的作用。如果消除恐惧反应，即使额叶已经激活，引起恐惧的神经系统仍在活动。

近期在人体身上进行的神经心理学研究进一步证明该理论的可行性，即杏仁核对情感产生作用，海马区对记忆产生影响，前额叶皮层对恐惧消失（消除恐惧行为）产生作用。

成因六：从儿童到成人期的恐怖症

任何年纪都会产生恐怖症

➡ 动物恐怖症：5～7岁

➡ 鲜血、伤口恐怖症：9岁

➡ 牙医恐怖症：12岁

➡ 幽闭恐怖症：20岁

➡ 社交恐惧（害怕他人目光）：16～18岁（其实在幼儿园、小学时期就出现了，高峰期在16～18岁）

→ 广场恐怖症（表现与社交恐惧相似，害怕在无法逃脱或无人救助的地方失去控制）：25～29 岁

儿童：从正常的恐惧发展为恐怖症

大多数儿童会在心理发展的某个时期表现出某种害怕与恐惧。多年来，心理学领域对以下方面进行了长期研究：对引发恐惧的物体采取回避行为（如不熟悉的人、波浪、雷声、闪电……），对某些情境采取逃避反应（如黑暗或寂静的地方、密闭空间……），对某些虚构人物（幽灵、巫婆……）或真实人物（如牙医、医生、校长……）表现出焦虑。

这些恐惧反应被认为是正常心理发展的一部分。它们持续时间短，一般针对某一真实的危险（如动物会咬人、大海会把人卷走……），或针对一些潜在的危险（如童话故事中，巫婆被描写得跟真实存在一样）。我们知道，大多数孩子在将近 8 个月的时候，接触陌生人时会表现出抗拒和哭闹。这一回避行为出现之前，儿童则会在某段时间里表现出对别人的亲近。面对陌生人，孩子会先报以微笑，随后又会害怕他们。我们因此假设，儿童通过表征来内化亲近的人；他会认人，并开始在亲近的人不在场时想起他们。

从这方面来讲，人们认为有些恐惧可以帮助儿童去适应；恐惧可以让他们认识真实世界的某些方面。讨厌、害怕、恐惧有助于孩子处理与环境的关系。然而，有些恐惧会持续并加剧，随着年岁增长而发展成恐怖症，从而阻碍孩子的正常发育。

恐怖症随着年龄、性别、孩子成长的家庭环境和文化背景而有

所不同。但恐怖症的出现依然有一定的时间顺序。

通常出现恐怖症的阶段

➡ 将近 2 岁时，幼儿会害怕自己被动物撕咬、吃掉或追赶，而不管动物的体形大小。对黑暗的恐惧也会在这一年龄段表现出来，它往往和虚构人物所代表的危险联系起来，黑暗大大强化很多单一恐怖症的发展。这也是分离焦虑症发展的因素之一。

➡ 3 岁时会恐惧接触或触摸那些他们觉得恶心的小动物。

➡ 4 至 5 岁时，我们可以观察到儿童恐惧溺水、火或车祸引起的伤口。

➡ 在青少年时期，主要对身体缺陷和身体部位不对称感到恐惧。部分青少年表现出飞机、缆车、考试恐怖症。

儿童身上的恐怖症可能会有特殊形式。

有研究者在六个 10～11 岁的孩子（三个女孩，三个男孩）身上发现了睡眠恐怖症。普通儿童可能会抱着东西上床以寻找安全感。和黑暗恐怖症不同，普通儿童身上常见的这些方法在睡眠恐怖症患者身上行不通。很明显，他们将睡眠和死亡联系在一起。

在科幻文学作品中，我们可以看到人们对部分恐怖症临床案例的研究。

从 19 世纪开始，一些美国心理学家描述了一个 6 岁儿童身上出现的热水恐怖症，并指出如何在烫伤后出现这一恐惧反应。还有一个例子是 14 岁的少年，因为娃娃恐怖症而住院治疗。只要看到娃娃，即使只是在电视里看到，他都会做出强烈的焦虑反应。

儿童的恐怖症：症状的演变和不同反应

首先我们发现女孩身上的恐怖症比男孩多。

文化背景也决定恐怖症的类型。

> 例如，童话故事中的吃人妖魔，传说中会吃人的外国人，它与讲述"杀人娃娃"的电影及其他动画片一样，越来越使人焦虑。

> 因为鲨鱼恐怖症而拒绝在海里游泳，这也明显受到一系列鲨鱼吃人的电影影响。

周围人的态度对于儿童身上恐怖症的持续或痊愈起到至关重要的作用。父母过分包容或挑衅的态度似乎会滋长儿童的恐惧反应。通常，父母一方也表现出某种恐怖症，因为儿童的恐怖症反映的是他过去的恐惧经历。

儿童或青少年身上单一恐怖症的**共病**（其他相关的障碍症）主要包括其他类型的焦虑症，如分离焦虑症（黑暗恐怖症）、过度焦虑（意外恐怖症）、强迫意向（接触恐怖症、微生物恐怖症）。恐惧考试或恐惧课间休息被同学弄伤，这经常和上学焦虑的症状联系在一起。

儿童可能会逆来顺受，接受不合情理的恐惧，行为也因此受到影响。他们可能通过采取得体或傲慢的行为来抗拒恐惧，也可能直截了当地否认："我什么都不怕。""鲨鱼？芒什海峡中可没有鲨鱼！"

儿童面对引起恐惧的物体时,会表现出焦虑反应,并伴有植物神经反应,如心跳频率加速或减慢、出汗、呼吸减慢或加速。他会尝试回避或逃避。即使选择面对,也需要求助于某个可以抵抗恐惧的物体。在认知方面,他会根据自己的恐惧和想要回避的东西,预先安排好可能出现的情境。比如一个有黑暗恐怖症的孩子为了回避睡觉,会在夜间表现出活动过度的情况;一个有恶魔恐怖症的孩子可能为了让自己的弟弟随时随地陪他而千方百计做出补偿。

当儿童试图掩饰恐惧,则会出现以下症状:学业成绩不理想,有厌学行为,有抑郁症。脆弱和焦虑会使孩子感到疲惫。尽管儿童很难对自己的行为作出判断,他还是能意识到这份恐惧是畸形的,从而产生羞耻感,对自己越来越没有信心。

儿童的恐怖症会自动消失,并不会后继产生其他恐怖症,但鲜血和伤口恐怖症除外,它会持续到成年。孩子身上的单一恐怖症并不稳定,它们会莫名其妙地出现,也会自己神秘地消失。

例如,当孩子生病时,免疫力下降,一些已经消失的恐怖症会重新出现,但又会随着身体痊愈而再次消失。成人身上的恐怖症显得更加稳定。

成因七：模仿他人？

学习恐惧

恐惧并非总是通过直接的经验习得,而常常是观察身边人产生的结果。只要看到其他人做出害怕反应或被危险物品弄伤,这就够了。仅仅对这些不利情况的观察,就可以改变我们对某些地方、人物或物体的表征。我们衡量危险的心理活动也因此改变。在这种情况下，也可能形成习得的恐惧反应。通过观察他人面对恐惧的情感表达，某些情境也会激起观察者的恐惧情感，唤醒观察者的生物神经。被观察者感受到的恐惧刺激成为观察者的恐惧刺激，即使从来都不直接接触这一刺激，也会慢慢滋长与被观察者同样的苦恼。当确实存在危险时，学习他人回避某些情境或物体无疑有利于人类的生存。然而，这种学习往往没有选择性，很大一部分恐惧也无理由地通过适当的学习传递。

班杜拉描述了这一复杂的社会学习机制，它以"榜样模仿"为原则。从孩童时代起，我们就在进行社会学习，我们一直都在效仿某个榜样。父母通常是第一个榜样，其次是兄弟姐妹、朋友……

家庭背景对于恐怖症的产生至关重要。孩子很大一部分行为都是从父母那里学习来的。如果他看到自己的父母面对某个情境做出不适当的反应（如暴风雨时躲到床下），他就会倾向在相同的情境中采取相同的行为。行动的影响力很强，但语言和手势也一样。警告（"小心点，你会跌倒的！"），讲他人的轶事（"你知道隔壁小女孩骨折了……"）也会产生直接的影响。

总而言之，在恐怖症的形成过程中，家庭环境发挥着重要的作用。确实，父母经常将自己的恐惧传递给孩子。这种使人焦虑的信息以多种形式传达（行为、手势、语言、举例……）。

科学来讲，孩子将父母作为榜样，他们大多数的行为是通过模仿父母学习的。如果父母双方都有社交恐惧，即害怕与他人交往，孩子也会学着回避他人。如果孩子看到父母生活封闭，几乎从不邀请别人，也几乎从来不去公众场合，在这种封闭的环境中长大的孩子也不会有机会学习与他人交流的态度与方法，无法和他人交流自己的意见、情感和感觉。随着岁月流逝,孩子无形之中就学习了社交恐惧。

更宽泛地讲,父母的态度、言行或经常跟孩子讲可怕的社会新闻,不仅传递了社交恐惧,也可以传递对动物、交通工具、水等东西的恐惧。

不当的榜样

另一种传递恐惧的方式是情感的表达,尤其是父母的面部表情。如果父母一看到蜘蛛或蛇就做出后退的反应,脸上流露厌恶或害怕的表情,孩子就会推断眼前的东西是令人恐惧的,就会学习保持警惕。这一面部表情是焦虑和害怕的信号,而且还常常伴随着语言。尽管父母没有直接讲自己的往事或某个悲剧性的社会新闻(例如孩子溺水,最后一刻才被救起),他们只要用简单的话语就可以将对水的恐惧传递给孩子:"你如果去水边,就可能会掉进水里,这样我就找不到你了。"或者说:"你别走远,一个浪打来会让你滑倒,会把你卷走。"于是,水成为敌人,构成威胁,甚至成为致命的危险。就这样,警告的话语本身是为了提醒危险,让孩子们别马虎草率,却可以让孩子无意识中产生恐怖症。

警惕我们可能会学习的恐惧反应。

有时只要提醒患者(如提醒他危险已经消失)就可以消除恐惧及回避行为。

例如,如果遇见猛禽使您焦虑,这件事情(与猛禽相遇)会让您产生可能引发恐惧的念头,而恐惧又会激起情感反应。相反也可以用一串连锁反应来消除恐惧:意识到威胁消失,遇见猛禽的刺激不会再产生害怕的念头，这样的话，作出情感反应的认知源头就消失了。

成因八：创伤性因素

在生活中不断遇到痛苦的事件，如经常遭受创伤，并且没有办法控制，这些也是主要因素。

创伤性原因

安妮，58岁，有一次驾车在薄冰上滑行了一段距离，此后突然就对开车产生了恐惧。那时正是一月，她的车开到一个转弯处。她开得很慢，接着感觉到汽车失去控制地滑行起来，不知多久之后停在人行道上。人并没有受伤，汽车也没有发生碰撞，但惊吓不轻。她打电话给儿子，让他来接自己。接着她再也无法自己开车，她变得惊慌不安。朋友、邻居只好轮流陪她去上班。然而有一天，她在车库里感到不知所措，但还是发动了汽车，结果汽车前半部分撞到了墙。这一次，经济损失严重。正是在第二次不幸的经历后，安妮决定寻求治疗。

一次不愉快的经历、一次创伤（如车祸、在公共场合感到不适等）会引发恐怖症。然而在好多患者身上，他们并没有"创伤性的"经历，却出现了恐怖症。而且同样一件事情，并非所有经历过的人都会产生恐怖症。

玛丽斯将自己关在家里

玛丽斯，48岁，在环球旅行者中小有名气。探险、远足、自助游，她什么都喜欢尝试。她的爱好就是接触他人，接触其他文化和其他生活方式。她的家人称之为"冒险家"。一天，她在离家千里之外的大山里，乘坐当地公交车到邻村时，公交车发生了交通事故，她幸运地脱身，只有几处瘀伤。她继续旅行，然后按照计划回来工作。当她乘上熟悉的公交车时，突然感到全身不适。第二天情况更加糟糕，眼前的一切变得模糊，甚至踩空了人行道摔倒在地上。她变得犹豫不决，无法向前迈步，不得不寻求他人帮助陪她回家。她很快就开始将自己关在五楼的家里。邻居们对她的转变感到担忧，帮她买东西。玛丽斯完全无法迈出家门，再也不去工作，最终被解雇。在广场恐怖症还没有严重到完全限制生活之前，她来向我们寻求帮助。

成因九：习得因素——恐怖症的习得

儿童回避危险物体

我们引用一个小男孩的例子。他将手放在一个黑色锅子上时被烫到了，于是将手狠狠缩回。他会感到疼，会哭泣，会害怕。妈妈为他处理伤口，并安慰他。后来她发现小男孩会特意远离大锅，而且看上去特别害怕。孩子因此养成了一个习惯，会恐惧并远离确实危险的物体。

然而在有些情况下，经验产生的结果并不如此乐观。随着泛化，孩子也可能因此害怕放在妈妈房间里的黑色大五斗橱，仅仅因为它的外形和黑色大锅相似。对五斗橱的恐惧会引起一些不当行为，即使触碰五斗橱并不危险。这种恐惧可能会带来一些不如人意的后果。当孩子看到经过的地方有五斗橱就会绕开，即使五斗橱中有诱人的东西（如糖果），他也拒绝走近。

1890 年，巴甫洛夫* 提出了条件反射。1920 年代，实验主义心理学家受此启发，指出这一不可理喻、不可自控并产生回避行为的恐惧可能是一种习得行为。

总之，环境中的某些因素共同产生作用，恐怖症就此出现。当不同事件在时间上有紧密的联系时，情感和生理反应主要取决于环境的刺激。因此，即使一个刺激最初是中性的，如果它多次与另一可能引起生理和心理恐惧反应的刺激相关联，那么这一中性的刺激最后也可能引起生理上的恐惧反应。

根据经典条件反射理论，某一物体或情境引起的焦虑反应也由恐惧和中性刺激之间的关联引起。

例如，一个孩子看到电影中男人将女人的头打破，可能会对娃娃的头产生恐惧，因为他将娃娃的头部和看电影时感到的恐惧关联在一起。

因此，两个刺激之间的相似性或空间上的相似性可能会触发恐怖症。

行为主义心理学家认为单一恐怖症是一种"习得"行为，在某次不愉快或令人反感的经历之后产生。孩子将恐惧的经验和刺激关联起来，而且与刺激的接触（或真实或假想，一般持续时间较短）会使恐惧反应持续和加强。

例如,一个孩子身处黑暗中想象幽灵碰他,因此大喊,并叫来父母,以这种方式来避免这一恐惧经验的延续。

正是回避和逃避的行为,使恐惧的心态持续,孩子不可能在几分钟或几小时内降低自己的恐惧,因此他无法将焦虑的减轻和引起恐惧的刺激关联起来。

华生[*]和雷纳曾经通过实验让阿尔伯特对小白鼠产生恐惧,解释条件反射形成的恐惧可以由不愉快的经历引发,哪怕这经验只有一次并且已经遗忘。

阿尔伯特与小白鼠

实验开始时,研究人员撞击两根金属条,发出令孩子害怕的刺耳声音,与此同时,将小白鼠呈现在孩子面前,由此引起恐惧反应。因此孩子将对声音的恐惧和小白鼠相关联,只要看到小白鼠就会产生恐惧反应。换句话说,孩子通过经验习得恐惧。实验中,刺耳声音的刺激和小白鼠的视觉刺激相关联,从而引起与恐惧的关联。而且,孩子开始害怕白色的物体以及和小白鼠体积相近的物体。这足以让我们想到有些刺激虽然完全是中性的,但仍然可以引起我们的恐惧。然后华生和雷纳又帮助孩子缓减了这一恐惧反应。他们将小白鼠放在离孩子较远的地方,同时设置了一些有趣的游戏,几分钟后孩子停止哭泣,并开始对游戏产生兴趣。接着,小白鼠每天会靠近孩子一些,孩子最后不再作出恐惧反应,形成恐惧的条件反射消失了!

总的来说,正如上文所述,患者对事件的理解发生了变化。恐怖症患者对危险情境做出预期,并且根据焦虑性期望做出一定的反应。斯金纳*(1971)解释了恐惧发展过程中回避行为的作用。患者观察到的不幸事件会成为他们情感反应的来源。

恐怖症如何产生

1. 一件中性事件(例如地铁进站)和一件使人产生生理和心理反应的事件(如产生感冒发烧的症状和不适感)同时发生,构建一组心理反应。

2. 中性事件的单独出现(地铁进站)就足以引起不适的感觉,同时感冒症状消失,从而习得强烈的生理和心理反应。

3. 其次,在短短几个星期的时间里,与中性事件类似的情境,如地铁、火车、公交车、大巴等,都会引起同一情感经验——强烈的恐惧。

4. 于是患者采取一些行为回避这些引起情感反应的情境,但是患者并不理解这情感反应。

5. 童年时期,通过和身边人及环境的互动,可能会构建对危险的认知规律。原先构建的认知规律会强化最初构建的心理反应。

6. 对危险的心理认知扭曲了事实情况,认为事实情况构成威胁。

7. 患者会悲观地看待身体和外部环境的所有信息。这些认知会不由自主地发生,不可自控。

如果有人在气候炎热的国家因为生理疾病而感到不适,那么这个不适感有可能与炎热天气相关联。然后,他会在某个闷热的房间产生焦虑。房间内的炎热原先不会引起焦虑反应,现在却引发了。

恐惧可以通过直接经验习得,也可以通过间接经验获得。通过目睹严重的事态,从而改变对情境的心理表征。观察到的不幸事件会成为观察者强烈感情反应的源头。同时,一系列心理因素也会影响恐惧的习得,如社会支持、人际关系、适应能力……

第二个重要的行为主义心理学理论是斯金纳提出的操作性条件反射,他指出,个人的行为可以被行为产生的结果所改变。因此,行为和被称为"行为者强化"的结果之间存在一种功能性的关系。

对危险后果的回避

我们的患者有地铁恐怖症,回避所有公共交通工具。于是他的家人和邻居开车送他出门。回避公共交通的行为因此强化,因为开车送他出门减弱了他的焦虑反应。

这个例子说明行为和结果可以随着时间相互联系,从而使恐怖症持续。

成因十:心理认知规律

在引起过强烈情感(如恐惧)的情境中,不仅生理因素介入其中(如心跳、流汗、血压等),而且有认知因素,它们直接影响我们的行为。

有研究指出，在焦虑症患者身上，存在不同程度的心理活动（认知活动）病变，它们随着病情的缓解而得到控制，如焦虑性语言的自我对话、负面心理、极端刻板的心理认知（认知图式）。

对危险的心理认知扭曲了事实情况，认为事实情况构成威胁。

患者会悲观地看待身体或外部环境的所有信息。这些认知自主产生，不可控制。

认知理论假设恐怖症患者没有发展出安全信号，而且他们过早地习得危险的认知图式。这些认知图式储存在长时记忆中，影响个人对环境的感知及其生理感觉。

贝克等人建立的认知模型（Beck et al.，1985）值得关注，因为它考虑到了恐惧的三个认知成分：图式、认知失真、认知事件（灾难性思维、心理图像等）。

■ **图式**根据危险的可能性选择内感受性和外感受性刺激。

■ **认知失真**对外部事件作出错误的解释（对危险过度夸大，对安全的认知过度缩减）。

■ **认知事件**是有意识的自我对话（认知的后续）以及/或者体现危险预期的心理图像（如害怕死亡、害怕变疯等）。

因为不断胡思乱想，这些不切实际的恐惧使得很多患者认为自己疯了。身边亲人的反应加强了他们这种想法。对于旁观者来说，恐怖症患者已经偏离实际，似乎这些不切实际的想法形成一个复杂的系统，渗入人的思想，使患者说出一些没有逻辑的话。于是患者对自己、对自己的能力、对与他人和世界的关系都形成一种自我对话。他会毫无保留地表达这些看法，通常说的是一些悲剧性的场景，例如"我觉得只要我走到桥上，就会有危险，我会掉进水里"。这些危言耸听的语言使患者回避引发恐惧的情境，同时使恐怖症的症状持续。

根深蒂固的危险心理图式

对现实的曲解，可能源自称之为"认知活动"的心理活动的刺激。一个恐怖症患者可能激活心理系统中的危险心理图式。这一图式在儿童时期通过与环境的互动形成，并储存在患者的记忆中。激活危险心理图式会改变个人对自己以及环境的感知。它会自动筛选有经验特征的信息，夸大危险，同时弱化环境的安全性。因此存在这样一个信息筛选系统，它使人优先感知与危险相关的内容，放大引起恐惧的危险。

无意义的危险

恐怖症患者将自己的心理暗示与夸大的危险联系起来。认知图式使得引发痛苦感情的情境戏剧化。这些图式会自动发生，不受患者意志左右。

在我们的长时记忆中，储存着很多图式，具体引导着我们大多数行为。大多数图式是功能性的，为我们的生活提供便利，但也存在一些图式，往往源自一些不幸或无法适应的经历，产生错误的生活经验。恐怖症患者认为自己的言语表达合乎逻辑，有根有据。他几乎从不质疑自己的悲观思想，因此十分有必要进行干预，让患者认识到他感知的危险已经过度。

其实，我们既能筛选、组织、转化接收到的刺激，也可以通过自己的动机及产生的结果来影响自己的行为。

因此，认知、行为和环境这三种决定因素之间存在持续的互动。

伊莎贝尔的压迫感

伊莎贝尔，32 岁。她是初中老师，每天乘坐地铁去学校。一天早上，她像往常一样走进车厢，突然感到窒息。她觉得缺氧，开始感到焦躁，在第一个站点就下了车，剩下的路是用双脚走完的。那天傍晚，她想重新乘坐地铁，但是没有成功。她听到地铁进站的声音，感到十分压抑，双腿打起退堂鼓，只好放弃。伊莎贝尔没有因此泄气，但是第二天早上，当她走进月台时，同样的问题又发生了。她急不可待地回到街上呼吸自由的空气。于是她改乘公交车去上班。第一次十分顺利，她放心了。但是当晚上回家时，公交车十分拥挤，她又开始感到不适。她觉得所有人都注意到了她的不适，犹豫着要不要叫司机紧急停车，但又不敢，到下一站的路程看起来如此漫长。接下来几次，她站在门边，勉强撑过去，但是她差一点被挤到，而且因为"阻住了门"而受到指责。公交车也无法再乘坐；压迫感和不适感从此经常发生，而且伴随着强烈的心跳。周末的时候，她决定回爸妈家，就在几公里之外的巴黎郊区。刚刚到达车站，她就感觉自己无法乘上火车。确实，只要在车厢里呆几分钟，她就开始感到窒息，窗户看起来太小，她觉得缺氧，最后只好回自己的住处。她的脑海里不停地涌现这样的想法：她觉得危险，她会缺氧，会窒息。

伊莎贝尔详细地描述了因为危险心理图式而产生的恐惧感、胁迫感。她的经历正好体现了恐惧源头的泛化：首先是地铁车厢，紧接着是公交车、火车，最后包括所有公共交通工具。

条件反射理论阐释了恐惧行为产生的过程，解释了为何这类症状会在任何年龄阶段突然出现。条件反射体现为刺激每次出现，患者都会做出反应来回避引起恐惧的情境或物体。这情况经常发生，导致回避反应不断重复，最后变成习惯，因此需要从社会和个人的根源进行治疗。

"认知中介"

患者在心理活动中产生的相信程度决定了情境评价反应的强度和持续度。对情境的反应越强烈，个人身上的预期反应就越强烈。

因此，恐怖症患者的恐惧反应涉及多个心理机制，包括对情境的预期，以及作出与先前经验相关的自动反应。

例如，班杜拉表示，在蛇类恐怖症患者身上，他们一看到蛇就会作出反应，甚至没有时间思考与蛇相遇可能会带来的危险。在这种情况下，外部刺激对个人行为也产生重要作用，使患者的思维短路。这一迅速的反应不经过大脑皮层（成因四）。

但是在很多恐怖症案例中，大多数患者首先涉及的是内部的认知因素。即使患者受到保护，不会被蛇攻击，他依然无法和危险的心理表征相抗衡。正是这一心理表征使他不敢接近蛇。

思维引导是一种治疗方式

有多种治疗方式可以影响对危险的预期思维，我们将在本书的最后一章（第七章）详细探讨。

性格的影响

曾有研究指出，个人的适应策略同时深受性格影响，根据拉扎勒斯*及其团队在 1991 年做的一项研究，对紧张情境的认知会引起不同的反应，当然其中包括回避，但还有警惕、否认、对威胁的理智化、直接面对等。对危险的适应使一系列认知外部情境的心理活动介入其中。环境的特性、亲朋支持及其对个人与世界关系的信仰都会构成性格的特征。所以对危险的适应能力因人而异，值得探究。

雅尼娜的幽闭恐怖症

雅尼娜患有典型的幽闭恐怖症，无法进入影院、剧院等大门关起的大厅，也无法走进电梯及超市的减压室等。然而在那些几乎没有幽闭感的地方，她也会感到强烈的压迫感。例如，如果滑雪运动衫的拉链卡住了，雅尼娜就会感到不舒服。更糟糕的是，当她不停地抠指甲油时，也会感到十分难受。同样，当她想在公共场合擦掉口红或卸掉带闪光片的假指甲，同时认识到不能这样做时，会感到焦躁不安。病人感到压抑的这些场景被看作是"幽闭"，从而引发阵发性焦虑。

思维，即预期恐惧

我们的思维介入其中，使学习机制及其习得的行为反应变得复杂。思维系统可以事先介入，形成预期。那些表达恐惧的思维并非毫无根据，例如狗确实会咬人，有些飞机确实坠毁了……因此，假如真的发生一些不幸的后果，有些患者会根据自己的预期采取行动以避免不幸的后果，即使这种后果产生的可能性微乎其微。回避行为与预期思维和消极的预期直接相关。

　　总之，本章列举的恐怖症在生物学、心理学方面的起因并不完整，但十分重要的是，恐怖症患者的行为只有借助各种心理学研究成果才能得以解释。

重　点

　　1. 还没有哪种因素可以优先解释恐怖症的形成，似乎是多种因素(至少有十来种)共同起的作用。

　　2. 恐怖症的发生不分年龄，而且老年人的恐怖症研究有待关注。

　　3. 文化背景同样决定恐怖症类型。

　　4. 身边人的态度深深影响儿童恐怖症的持续和消失。

　　5. 职业医护工作者引导病人了解恐怖症，并解释为何选择这种或那种治疗方式。

第三章
对恐惧的预期

和恐怖症艰难共存

恶性循环

恐怖症持续数月，甚至数年之久，常常伴随着并发症，使病人真正丧失社会及职业生活能力。大多数情况下，患者会减少出门次数，缩小活动区域，除非由信赖的亲人或朋友陪同。不管是广场恐怖症患者（恐惧开放空旷的空间），还是其他所有单一恐怖症患者（恐惧动物、物体、幽闭空间、高处），以及社交恐怖症，都会发生上述情形。

这一生活自主能力的减弱或许由引起恐怖症的物体或情境引发，或许由物体或情境出现的可能性引发。它会断送个人的职业生涯。在恐怖症患者的案例中，工作中断或被解雇都并非个例。

孤立和拒绝

对工作造成的后果取决于工作类型和恐怖症强度。如果一个兽医患有恐牛症,在 41 楼上班的记者有电梯恐怖症,一个外交家患有飞机恐怖症,一个女招待患有赤面恐怖症,恐怖症造成的负面影响要比以下情况严重,如一个城里的数学老师患有蛇类恐怖症,一个守夜人患有社交恐惧,一个会计有恐水症。然而恐怖症对社交生活的影响是一样的。恐怖症会使患者孤立自己,限制自己的社交生活。患者需要理解并值得信赖的朋友,需要朋友去迁就他的恐怖症,需要朋友不去强迫他。然而即使是宽容的亲朋好友,有些情况下也会失去耐心,不接纳患者不可理喻的恐惧。患者会更加认为自己被他人拒绝,因此变得越来越自闭。

偶然发生的恐怖症会自行消失

不同的实验表明,如果患者长时间(几个小时)接触引起焦虑的刺激,就会发现焦虑感得到舒缓,然后因为某一消除机制完全消失。然而,恐惧反应的消除取决于患者的认知水平(意识、情境的表征方式)。患者必须有能力将症状的减缓与接触恐惧刺激的时长联系起来。

对于特定恐怖症,亲朋与患者自己都会努力不去夸大物体或情境的不合理性,但是他们很少提及患者焦虑症的症状。

相反,表现出惊恐发作或广场恐怖症症状的病人更会表达自己的感受,环境对于症状的影响尤其明显。

对恐惧感的恐惧

病人会对恐惧感产生恐惧。有些生理上的感觉被认为是惊恐发作的开始,例如:心率加速、呼吸加快、感到热、感到头晕、嘴唇干燥、有压迫感等。

一次惊恐发作的痛苦经历足以使人对恐惧感产生恐惧。患者开始害怕恐惧的感觉，开始感到紧张。恐惧会扰乱患者的日常生活，使人越来越自闭，无法继续正常的学习或工作。

连锁反应

起鸡皮疙瘩、牙齿打颤、心跳加速，恐惧是生理条件反射的结果。面对危险（或自认为是危险），感官将信号传递到神经系统。神经系统通过释放两种激素（肾上腺素、氢化可的松）使身体作出反应。肾上腺产生以上两种激素，它们可以使身体采取一个绝妙的生存策略：逃避或回避。因此我们可以观察到人体心跳加速、呼吸加快、出汗加剧、血液流向肌肉、消化停止。

克服恐惧

产生恐惧并非就是缺乏勇气。勇敢的人会认识自己的恐惧，接受它，直面它。生活中，我们无需和恐惧割裂。危险可能真实存在，也可能是凭空想象，恐惧使我们更了解自己。

家庭的过于保护、过于敏感、个人经历等多种因素都会滋生个人的恐惧，长期接受负面信息（电视上、网上）也会如此。

消除紧张的根源可以帮助预防焦虑。当然，对于有些人来说，他们会选择运动或唱歌，或者艺术创作来消除紧张。不要忘了，幽默也可以。拿恐惧开玩笑经常是最好的治疗方式。

恐怖症患者的焦虑性预期根据个人情况严重程度不同，它经常成为加剧和延长恐怖症的因素。在行为方面，它限制患者适应社会环境的能力。在认知方面,它促使患者对自我形象产生十分负面的认知,尤其表现为患者意识到自己的恐怖症行为。这两方面最终使患者限制自己的活动和生活领域,使患者的日常生活受到严重的阻碍。

恶性的螺旋式发展

遭受压力及焦虑刺激的人会作出焦虑反应。这种反应成为不快甚至痛苦的经历,他希望不再发生。他不仅会努力回避这一不愉快经验引起的反应,也会回避引起这些反应的因素或与这些因素相似的东西。每次患者面对引起焦虑的刺激,就会多发展出一种焦虑的可能性,即多一次不愉快的经验;于是以下的想法得到加强,即这种经验是不愉快的,它和某种情境关联,应当回避。随着这一想法加强,患者感受到的焦虑程度甚至会随着每次情境的出现而加强,他要回避这一情境的倾向也越强烈,不管情境是否和条件反射相关,还是只是经验自身产生的主观认识。直面情境的经验越来越痛苦,渐渐地,甚至还没遇到引起恐惧的刺激,患者就感到不适,也就是说他开始对恐惧感到恐惧。患者不但回避恐惧刺激,而且会越来越倾向于在几小时或几天前就想办法回避这一刺激。如果无法回避刺激或者控制回避的念头,他就会在几小时或几天前就开始感到越来越不舒服。一开始,这种不适强度不大,持续时间不长,但是慢慢地,它会随着时间和空间蔓延。

焦虑性预期

一个复杂的网络形成,束缚焦虑症患者。首先,我们可以观察到患者直接回避因为直面刺激而引起的焦虑。根据恐怖症的类型，刺激可以是外部的（如特定恐怖症中的蜘蛛），也可以是内部的（如挥之不去的想要杀人的念头）。焦虑也可以是惊恐发作来袭的结果（如害怕被人当成疯子或在公共场合不可自控地生病）。社交性焦虑（害怕批评或他人目光）引起对社交关系的恐惧。其次，随着焦虑性预期，患者对恐惧感本身产生恐惧。他害怕的并非是刺激的即时出现，而是害怕下次恐惧感突然来袭。

因此患者根据预期采取回避行为。当恐怖症的刺激客观存在且数量有限时，回避行为在时间和空间上也是有限的。当然，泛恐怖症除外。

同样，在社交情境、接触他人、竞争等环境中，刺激也十分广泛。如果是随机而来的刺激（如惊恐发作），患者的不适时间随着对情境的恐惧程度而变化。同样，刺激可多可少。

引起焦虑的预期性思维

我会呕吐。

我会死。

我可能得了脑瘤。

我会心脏病发作。

我会窒息。

我缺氧，我会呼吸困难。

我会看起来像疯子。

我会无法自控。

我会伤害别人。

我会晕倒。

我会变成疯子。

我会大喊大叫。

我会胡说八道。

我会吓瘫的。

容易混淆的其他病症

➡ 低血糖

➡ 直立性低血压

➡ 急促开始运动

➡ 伪感冒症状

➡ 工作中疲劳过度

➡ 长期睡眠紊乱等

"面对"恐惧或与恐惧"共存"的策略

巴斯蒂安与牛奶恐怖症

巴斯蒂安是一个9岁的男孩,他患有牛奶恐怖症。任何含有牛奶的食物(如撒在面条上的一点点格律耶尔奶酪粉末)或者任何与牛奶一样颜色的食物(如原味酸奶、奶油、土豆泥等)都会引起恶心和不适,同时还伴随着强烈的、莫名其妙的恐惧。

因此，刺激泛化到相近或有关联的物体，甚至仅仅是在象征意义和语义上有关联。焦虑症患者对可能再次经历的焦虑经验做出预期，在特定情势下，他仅仅根据自己的主观判断来做出回避。他从此没有遇到这类情境，于是更加坚信自己做出了正确的选择。当他选择面对这种情境时，就会感到焦虑，这使他更加错误地坚信自己的选择。没有任何与此相悖的经验让他认识到自己的错误。最后，错误的判断（认知）形成。患者开始害怕自己变成疯子、害怕死亡、害怕不能自控、害怕在焦虑达到顶点时做出无法挽回的事情。当他不进行回避时会感到痛苦，这使他更加坚信自己的行为是正确的。他坚信自己遭受的一切正是对自己的错误的惩罚，是对自己的错误思想的惩罚。他认为反抗是无用的，因为他永远都不会成功，怎么做都没有用。这些想法加强了他的回避行为，削减了患者直面痛苦刺激、克服焦虑的意志。

如果巴斯蒂安不能区分现实和非现实、理性与非理性，如果他不能想办法与焦虑做出斗争，那么认知的发展会增加他处理信息、处理现实情况的可能性，同时也强化了一些引起焦虑的想法。

危险的倾向

患者做出回避的同时，我们还观察到他在多个方面的能力发生病变。这是多种因素引起的结果。首先，常常有关联的是认知障碍。注意力障碍直接干扰任务的完成。认知障碍由固定记忆障碍引起。其次,冲动的气质(即无法推延自己的反应)也可能与焦虑症相联系,尽管焦虑和冲动气质之间的关系并非十分清晰。

用苯二氮平类药物进行治疗的焦虑症患者容易做出自杀性行为,人们因此考虑到冲动气质的影响。这类药物会加强患者的冲动反应,同时降低其警觉性和自我批评能力,也降低了患者在认知和行为上采取更加深思熟虑的策略的可能性。

在人格的发展和形成过程中,有些恐怖症患者在认知上倾向于那些容易付诸行动的策略。也许正是由于这一点,我们可以理解焦虑症和冲动障碍之间的关系。焦虑症患者更容易像脑子短路一样采取这样或那样的策略,而不对问题进行思考。思考可以对环境做出更有效的策略,但是需要更多的能力。而患者会采取短期来说"有效"但是长期来说是不利的行为。他们也可能选择一些会及时产生效果的行为,如压力过大时选择自杀,或青少年选择有毒物质(酒精或安定药)来减轻压力。

不适合的策略

有些焦虑症患者在成长过程中没有习得必要的社交能力,无法和他人建立平衡的关系。另一些患者虽然具备了这种能力,但是因为对引起焦虑的刺激产生抑制,无法随着情况进行调整。他们因为缺乏充分及恰当的行为调节能力,即使面对十分普通的人际关系,情感上也会感到痛苦。他们自然会倾向于避免这类经验,从而越来越限制自己的社交能力。和其他人不同,这种社交能力不会随着年龄的增长而提高,它们不会随着发展背景的变化而改变。一部分患者会采取不合适甚至异常或反社会的策略来作为补偿。

受伤的自尊

我们常常观察到，恐怖症患者的自尊心受到伤害，因为他们接连遭遇失败，尤其在人际交往和竞争方面。有些是真实的失败，有些则是毫无根据的，只不过是他们的自我感觉。和正常人相比，他们的经验较少、机会较少，因此总的来说成功也较少。渐渐地，他们越来越无法取得成功，甚至都无法认识到成功。他们过分自我批评，将眼前的榜样异常理想化，因此榜样更加遥不可及。儿童和青少年常常用这样的话来表达："我一无是处。""我永远都不会成功。""这不是我能做的。"自我评价过低，导致自己在社会中越来越退缩，在西方社会更甚，因为在这里竞争是一种与生俱来的观念。他们摆出失败者的姿态，采取消极的态度，感觉无论自己做什么都不会取得成功。经过一次次的失败，现实使他们对自己的形象采取负面的认识，从而使自我评价更低。他们开始感到倦怠及情绪低落，而且有些人心甘情愿地走向情绪低落。

失败的条件反射

在恐怖症的发展过程中，各种障碍像"滚雪球"一样不断强化、不断扩展。患者的焦虑程度加重，甚至在不直接面对恐惧刺激时，不适感也会持续。认知中的错误和成见越来越多，患者从环境中吸收的信息越来越失真、扭曲。预期的焦虑增加，担心的理由增多，使患者在不面对刺激时也行事困难。有些恐怖症的形成是因为地点和情境的巧合引起了条件反射，与此同时，恐怖症的对象也逐渐扩大。焦虑症(过度焦虑和强迫性障碍)使结果复杂化,而且使患者的行为更加受限。

恐惧成为一种病

焦虑并发症的继发性转移使障碍更加严重。抑郁通过运动神经的迟缓,使患者的认识障碍、无力症更加突出,患者缺乏对环境的控制力。也正是因为对学业的焦虑和排斥,儿童或青少年变得脱离社会,和同伴格格不入,无法接受正常的学业及职业培养。有些恐怖症患者依赖毒物,主要是抗焦虑症药物和安眠药,当然也有酒精,甚至是毒品。好斗及行为障碍意味着患者极有可能自闭,损害自己的社会适应能力。

持续几年之久的障碍症常常不被亲朋理解。虽然有时有些家庭对障碍症患者充满善意,但依然会导致严重甚至激烈的冲突,使得孩子无法回归正常生活。除了家庭成员的排斥,我们还经常发现患者会被社会边缘化,不和朋友或认识的人打交道。结果焦虑症患者的生活日趋贫乏,或多或少地孤立自己,有时引发抑郁。所以随着活动的减少及生活区域的缩小,我们可以将焦虑症患者视为一个越来越像闭合电路的"系统"。如果很多种焦虑障碍发展起来,有些障碍会特别突出,使患者十分痛苦。

除了严格意义上讲的障碍症,还需要时刻注意因人而异的抑郁。

重新认识恐怖症患者

关于恐怖症,我们了解到的是焦虑并非由情境本身引发,而是由人对情境所作出的主观解读引起。无论恐怖症是天生的还是习得的,这些不合理的恐惧会某种程度上把内心深处的想法反射在世界观里。人们经常批评恐怖症患者缺乏自主性,喜欢胡思乱想,这并不是他们性格的特征,而是患者的回避行为使然,他们对引起恐惧的物体时刻保持警惕。比较矛盾的是,一个十分腼腆的人,如果他确定自己不会被人认出,那么他可以和陌生人泰然处之,甚至在重大的会议上也是如此。因此恐怖症是出人意料、无法预估的,也是荒诞和戏剧化的。对于治疗师来说,治疗的黄金法是永远不要批评他们,不要切断治疗中结下的默契关系,不要中断治疗的顺利进行。

恐怖症患者,甚至是已经治愈的患者,他们是脆弱的。需要不断地检查治疗的效果是否持续,以保证患者的痊愈。

■ 保持直面引起恐惧的情境的能力,能经常去面对这些情境。

■ 如果焦虑再次出现,不要担心,这是正常的。

■ 如果焦虑再次出现,不要重新开始逃避和回避,而应该尽可能地去面对。

■ 如果焦虑持续,及时联系治疗师。

重 点

1. 由恐惧变成恐怖症,其中使恐惧反应持续的最主要原因是患者对恐惧的理解。

2. 根据患者理解的方式及相信的程度,认知可以减缓或加剧恐惧。如果患者的认知是负面的("我不是坚强的人,我无法面对批评,我无法忍受别人对我的负面评价"),恐惧就会扎根,它会降低自我评价。

3. 焦虑的三步骤导致恐惧：焦虑性预期、在面对情境时经历焦虑、根据经验进行负面的思考。

4. 为了避免恐怖症，可以采取策略与恐惧并存，这在大多数时候是有效的。

第四章

恐怖症的治疗

尽管现在针对恐怖症的药物治疗和心理治疗十分有效，但是患者很少来咨询。焦虑症状的频率和程度，回避特定情境的程度，两者是治疗过程中与恐怖症评估直接相关的标准。

不存在某些恐怖症更容易治愈的情况！之所以治疗效果有差别，是因为一些相关联的障碍症，如多种恐怖症并存、伴生的器官性病变等。这些问题会影响治疗策略的选择。同样，如果出现抑郁症，那么抑郁症绝对需要优先治疗，等抑郁情况好转之后，再对恐怖症进行重新评估。心理医生有能力对您的恐怖症作出预评估，帮助您确定接受哪种治疗（参见第一章）。

三种主要的治疗方式为心理治疗、抗焦虑药物、抗抑郁药物。

药 物 治 疗

药物治疗十分多样化，取决于焦虑程度、形式及其先前的病情。

抗焦虑药物

抗焦虑药物也称为安定药,主要包括苯二氮平类药物。

安定药只能在紧急情况下发挥短暂的作用,作用时间有限(几个小时),但可以留出时间让人思考进一步的治疗方法。它们的作用在于让病人在面对引起焦虑的情境时渡过难关。因为大多数安定药可能会导致病人在生理或心理上对它产生依赖,所以要监管安定药的使用,限制在开处方时使用它,并且告知病人其效果与副作用。

因此,安定药一般使用在紧急情况下,期间抗抑郁治疗还没有完全产生效果(小剂量使用,用来控制焦虑)。它只能作为暂时的治疗方法。

如果治疗持续几周,那么停用安定药应该在医生的控制下循序渐进地进行,甚至住院进行,因为戒除安定药可能会产生出汗、发抖、恶心等生理现象。

在会诊过程中,临床医生常常会让病人自我治疗,因为苯二氮平类药物有快速令人放松的效果。这类药物的使用需要根据病人年龄、病人临床表现科学控制剂量,而且需要严格的监督。

总之,安定药亦被称为镇静剂或抗焦虑药,对于治疗焦虑十分有效,但需要注意的是必须正确使用安定药,了解其缺陷,将它的作用视为临时的解决办法。它并不能解决引起焦虑的原因。长期以来,开处方时安定药被滥用,而且没有和其他治疗方式(如心理治疗和抗抑郁药的使用)结合起来使用。

β受体阻断药

在开处方时,β受体阻断药是限制使用的。其适应症仅局限于特定的需要，即患者希望预防在某个情境中产生强烈的紧张（如在公共场合发言等）。它们可以平息焦虑引起的认知和身体上的急剧变化。

抗抑郁药

长期的药物治疗基于抗抑郁药的使用。抗抑郁药主要针对社交恐惧和广场恐怖症（André & Légoron，1995）。

如果要使用抗抑郁药，生物学上的先决条件是脑细胞之间的血清素传递受到干扰。抗抑郁分子可以调控神经元之间的信息传递，使其正常化。

多种类型的抗抑郁药已经投向市场。历史上曾使用过单胺氧化酶抑制剂（MAOI），三环类抗抑郁药，以及选择性血清素再摄取抑郁药。如今，因为选择性血清素再摄取抑郁药具有良好的耐受性，已成为治疗的首选用药。

现在我们来总结一下在恐怖症治疗过程中使用抗抑郁药的大体情况：

■ 抗抑郁药不会立即起作用，大约需要两周左右才能见到最初的效果。

■ 因此使用抗抑郁要循序渐进地进行，持续几个月，而且即使没有产生对抗抑郁药的依赖性，也要接受医生严格的监督。

■ 如果中断治疗，可能会产生副作用，开出药方的医生需告知病人这一可能性，并且告知更好应对副作用的方法。

■ 停止治疗后，复发率很高，大约为 40%。

■ 药物治疗可以留出时间来思考进一步的心理治疗。在工作或实习过程中经常需要出差的病人可以暂时通过药物治疗来改善病情，在此期间，他们最好定时咨询心理医生。

■ 三环类抗抑郁药，如选择性血清素再摄取抑郁药，对治疗广场恐怖症和社交恐惧十分有效。

常用药方

特定恐怖症

只有非药物治疗的效果（指治愈）得到证实。行为治疗和认知治疗是首选。

但是如果恐怖症伴有惊恐发作则另当别论，社交恐惧也例外。

惊恐发作

惊恐发作的频率、严重程度及其相关的机能障碍是评估治疗的标准。

惊恐发作的量表为《惊恐障碍严重度量表》（*Panic Disorder Severity Scale*，PDSS），包括7个测试项目，需由临床医生填写完成（得分越高，惊恐越严重）。

针对惊恐发作，行为和认知治疗十分有效，苯二氮平类药物（阿普唑仑、氯硝西泮、地西泮、劳拉西泮）、三环类抗抑郁药（丙咪嗪、氯米帕明）、选择性血清素再摄取抑制药（西酞普兰、艾司西酞普兰、氟西汀、氟伏沙明、帕罗西汀、舍曲林）和文拉法辛也都有效果。

社交恐惧

β受体阻断药对怯场有积极的效果，但需要医生的监督。短期和长期来讲，行为和认知治疗也是有效的。

《Liebowitz 社交焦虑量表》(*Liebowitz Social Anxiety Scale*)是评估社交恐惧治疗的重要量表。它包括 24 项测试项目，需由临床医生或病人自己填写完成，可以评估病人焦虑程度和回避行为的频率。满分 144 分（分数越高，病情越严重）。

认知行为疗法的效果在 20 来项抽样研究中得到证实。在大多数研究中，病人通过分组进行治疗。不同的元分析和系统的回顾都指出认知行为疗法有效果。

帕罗西汀和舍曲林是其中两种研究最多的选择性血清素再摄取抑制药物。在抽样研究中，此类药物对社交恐惧的效果也得到证实，其他抗抑郁药（米氮平片、文拉法辛）也一样。

在对 8 项研究进行元分析后发现，大多数治疗持续 12 周（最多 24 周），其中 53% 的被研究者接受的是选择性血清素再摄取抑制剂的治疗，而 26% 的人接受安慰剂治疗。

科克伦医学协作网（Cochrane Collaboration）对 11 项研究（2 031 名病人）再次进行系统的回顾。被研究的选择性血清素再摄取抑制剂分别为以下几种：艾司西酞普兰、帕罗西汀、氟西汀、氟伏沙明、舍曲林。根据《临床疗效总评量表》(*Clinical Global Impression Scale*)所得的分数，选择性血清素再摄取抑制剂和安慰剂的绝对差为 0.26（95% 置信区间为 0.18～0.34），其结果有利于选择性血清素再摄取抑制剂。

儿童的恐怖症

对于患有焦虑症的儿童，最好不要进行药物治疗。在部分情况中，可能要结合使用药物。最常用的是选择性血清素再摄取抑制剂。然而，对儿童用药需谨慎。

认知行为疗法

认知行为疗法是一种心理治疗方法，无论针对哪种恐怖症，其有效率达到75%。治疗方案根据恐怖症类型和个人情况而有所不同。治疗前的面谈可以帮助制定个性化的治疗方案。

在实践过程中进行语言上的心理治疗，其目的是教会病人某些心理能力，以帮助他更好地面对问题。治疗的目的是从心理假设出发，让病人了解病症，然后发展出可以帮助病人更好生活的一系列行为能力、思想方式和行动方式。该疗法的目的不在于"消除"或"缓解"反常的恐惧行为，没有心理病理学的模型化，也不教病人应对的方法。从鉴别、理解到发展出可以很快实践的新能力，这三步使认知行为疗法富有成效，创新有活力（Mirabel-Sarron，2011）。

当个人表现出障碍行为（如恐怖症），而且本人希望这一行为能够缓解及消失，则可以考虑认知行为疗法。在实践过程中，情况并非如此简单。需进行多次谈话，才可以评估是否真的适合认知行为疗法。事实上，明确患者行为的性质，尤其是了解恐怖症的出现方式，寻求恐怖症持续的一系列原因，这一切都是基本要求。临床医学上讲，评估心理问题，然后构建恐怖症动态成因的假设，这需要三至四次谈话。在此期间，病人需要完成一些问卷，以在治疗前确定病情的严重程度。因此只有治疗师有能力确诊恐怖症及其类型，并排除与之相似的伪恐怖症（参见第一、第二章）。治疗师也能提出治疗方案，明确治疗的目的和方式。通常根据个人史、恐怖症症状来确定治疗方案，评估也需要一定时间。

治疗方式根据评估结果来确定。人类的行为可以通过一些心理规律习得和维持,如经典条件反射、操作性条件反射和社会学习理论。这些普遍的学习机制可以使所有人学会一系列有用的行为(如各种饮食行动、阅读、写字等),但是也会使人学到一些机能障碍的行为,如恐怖症。

因此,治疗方式包括各种不同的技巧:放松、接触引起焦虑的情境、压力管理、交流技巧、情感管理的认知技巧……治疗师会选择其中的技巧,并制定治疗协议。认知行为疗法的所有方法将在第七章详细介绍。

和所有心理治疗方法一样,需在治疗前多次面谈,然后再确定适应症。面谈第一步包括搜索病人的临床数据、病史数据及病人的期望。这些最初的数据通过完成一些临床心理学量表或问卷来收集,其目的是明确某些症状的严重程度。

临床面谈通过称为"功能分析"的专业方法进行。它包括两次或三次会面,以半组织、半随意的方式进行,治疗师要完成系统化的表格(如 S. O. R. C, B. A. S. I. C I. D. E. A, S. E. C. C. A 等)。治疗师需要在认知行为疗法方面接受过系统的培训。功能分析采用的方法可以对病人的病情进行共时和历时的分析,最后得出心理学上的概念,同时对病情作出功能假设。正是从这些假设出发,治疗师可以建议是否进行认知行为治疗。如果需要,他会在一系列治疗方法中选择最适合病人的方法。

患有 12 年幽闭症的卡特琳娜

我们见到卡特琳娜时,她患幽闭症已经有 12 年。恐怖症使她的生活完全混乱。为了摆脱恐怖症,她什么都尝试过:药物、替代疗法、磁疗法……她并不记得是哪件事引发了恐怖症。一切从 12 年前开始。那时她已经结婚，是 3 个孩子的母亲。作为办公室文员，她喜欢自己的工作，也不觉得有特别的问题。只是在公司里，她会感到不舒服。每天，乘电梯，走到一些比较窄和比较暗的走廊，进入地下停车场取车，在会议室无法找到靠门的位置，乘坐同事的汽车等，她都会感到一阵阵焦虑。每次她都要找借口，而且她觉得很难为情，不好意思跟任何人谈起这些。当她下班后，地狱般的痛苦还在继续。她无法再去看演出，无法排队，无法处在关闭的房间内。她原本喜欢在星期六带孩子去吃饭的两个地方也变得恐怖起来。离她家最近的咖啡馆用铁栏杆来疏导等待就餐的人流，卡特琳娜处在其中会觉得自己好像是囚徒。至于那些满是孩子及各种碗柜的小餐厅，她也无法踏入。她觉得自己的家庭生活和工作都无法正常进行，但又找不到出路。

最初的评估之后，治疗持续了 4 个月。治疗将两种方法结合起来：先用"行为"放松法（Agathon*，1991；Jacobson*，1982）来减轻焦虑的程度，其次用循序渐进的暴露法让患者面对引起幽闭恐惧的情境。

卡特琳娜学习了专门针对恐怖症患者的放松法。她意识到自己各方面的压力并开始缓解这些压力。她每天都会自我训练，而且按照治疗师的要求进行录音，力求越来越好地使用放松法来降低焦虑。根据实际情况，她可以躺着、坐着或站着，可以一个人或在其他人面前实践这种方法。然后她继续接受治疗，其方案是暴露在"幽闭"的情境中。

> 首先，她将那些感到窒息并进行回避的情境列出来，然后根据难易程度进行分类。为了让情境与焦虑之间的条件反射逐渐消失，患者首先接受虚拟的暴露。等虚拟的情景不再引起焦虑后，再让患者直面真实的情境（Wolpe，1975；Mirabel-Sarron，Bredat，2004；Mirabel-Sarron，Vera，2008）。
>
> 四个月后，卡特琳娜完成了治疗。因为最初的治疗效果，她可以很快积极参与到治疗方案中。

下面简单介绍一下放松法和暴露法的基本概念。第七章还将详细介绍。

暴露法通过解除条件反射来降低患者的害怕和恐惧。治疗师教会患者抑制恐惧反应。一般放松反应会取代与之对立的恐惧反应。沃尔普将这个过程称之为交互抑制原理。

系统脱敏法

沃尔普提出的系统脱敏法是治疗恐怖症最知名的方法。这是一种通过想象进行的暴露法，分成几个阶段，分别为：学会放松法、将引起恐惧的刺激分级、想象这种刺激。

- **学会放松**，一般使用雅各布森式放松法，即国际公认的渐进式放松训练（Jacobson，1975）。1975 年，沃尔普将此方法融进系统脱敏法中。一般需要进行 6 到 10 次的训练，每次约持续 20 分钟。

- **刺激分级**：在和治疗师会面时进行，病人在家时再细化。根据不同的压力程度，每个等级包含 10 来种引起焦虑的刺激。

焦虑的程度由患者根据主观意见来评估,患者对每一个刺激进行 0~100 分的评分。

■ 行动主义心理学家认为,让患者暴露在引起焦虑的情境中,可能会让他重新感知情境,从而减轻焦虑反应,重新唤起对创伤事件的感情体验,学习新的面对压力的反应方式(Mirabel-Sarron,Vera,2008)。

治疗恐怖症的暴露法

方法很简单,但是必须严格按照标准来进行。如果要该方法有效,需做到以下几点:

→ 病人自己同意,并且随时可以自己掌控;

→ 循序渐进;

→ 持续时间长;

→ 重复、逐步、定时;

→ 完整(注意微小的回避行为,如触碰可以抗恐惧的东西,想其他事情等。)

认知行为疗法将在第七章更加详细地探讨。

其他心理治疗方法

经典心理治疗法

这种方法的目的在于让病人意识到焦虑引起的无意识的心理冲突。

精神分析法通过对病人无意识(尤其是无意识的俄狄浦斯情结)的研究，揭示恐怖症患者症状的运行机制(感觉的调整和建立)，从而深层次了解恐怖症的症状和成因。

事实上，从弗洛伊德时期开始，研究者就发现恐惧的症状不稳定、短暂且脆弱。当时称为癔病性恐惧、强迫性恐惧神经症等。弗洛伊德也指出恐惧引起的焦虑如同"报警器"。从那时起，人们发现只研究症状表现似乎是不够的。

因此在精神分析法中，研究症状被视为一种防御性的解决方法，在尝试缓解症状之前要弄清楚症状背后的意义。

精神分析借用移情关系进行，可以使无意识的冲突现实化，从而去克服它。这种"刨根问底"的治疗方法持续时间更长，经常使病人与病情进行艰难的斗争，因为它需要解决的是恐怖症的原因和症状。

如果症状具有蔓延的特点，有些精神分析治疗法可以结合认知行为疗法。

催眠

催眠对于特定恐怖症有效。治疗前的会谈可以找到适应症，了解病人对于催眠的反应性。用催眠治疗特定恐怖症持续时间短，平均为五到六次。做完三次后，最初的效果就会显现。可以告知病人该方法，并告诉他单一恐怖症可以很快消失，这样可以使病人准备迎接没有恐怖症的生活。

"虚拟现实"疗法

根据需要治疗的障碍症，这种新的心理治疗方法使病人沉浸在控制好的虚拟环境中。该方法的使用越来越广泛。这种虚拟现实疗法主要受到认知行为疗法的启发，针对治疗恐怖症而提出（Lambrey et al.，2009）。

　　虚拟现实基于信息技术形成的刺激，可以让病人看到 3D 的物体和环境，并与之产生互动，如同在"真实生活中"。它需要使用视觉化头盔。使用者将头盔戴上，头盔由两个极小的屏幕构成，将画面投射到视网膜上；此外有一个可以后续移动的装置，可以随着眼睛或头部的活动而活动；还有一台电脑，可以根据病人的活动让呈现的信息发生变化，这就给病人在 3D 环境中移动的感觉。

　　虚拟现实可以用在某些恐怖症的治疗上，如恐高症、幽闭恐怖症和蜘蛛恐怖症。

　　和传统的暴露法相比，虚拟现实具有多个优点。和暴露于真实情境相比，虚拟现实可以呈现给病人一个更加安全的情境，相对来说没有那么痛苦；它也可以让病人接触那些不容易直接接触到的环境，如乘坐飞机时的起飞或降落阶段。

　　用于治疗恐怖症的虚拟现实已在一些患者身上尝试。多项研究指出，与简单电子游戏或放映影片相比，虚拟现实治疗恐惧病患者更为有效。

其他治疗方法

温泉疗法

　　温泉疗法是利用在温泉站开发的矿泉水进行治疗的方法。温泉疗法根据主治医生的嘱咐进行。专门针对心理障碍的温泉疗法的特点在于温泉治疗和定期随访相结合。温泉治疗包括使用热水浴、水下按摩、温水泳池中泡浴及温水淋浴。在法国，温泉疗法一般持续三周，而且结合其他治疗进行。温泉治疗可以通过再适应的方法来完成（如放松法、体操、心理教育等）。

温泉疗法的第二个特点在于持续三周的病人随访。此外，还有每周一次的精神科医生随访，以保证温泉疗法的效果，这样有利于提出治疗方案和心理教育方案。

其他方法：植物疗法、顺势疗法、食补法

并非所有这些方法都有利于恐怖症的治疗。总体来说，这些方法的效果还没有得到充分的证明。

科克伦医学协作网中有两本关于焦虑症植物疗法的杂志，研究者得出结论，认为西番莲和缬草根的研究还不够充分，不足以确定它们对治疗恐怖症是否有作用。

在这些疗法中，研究涉及的病人数量十分有限。而且在大多数案例中，诊断没有依据国际诊断分类标准进行。最后，处方的剂量也没有明确规定。

自然的产品并非总是无害。有人在未证实有效的情况下，就提出在治疗焦虑症时使用卡瓦胡椒的根部。近些年来，至少在30个案例中出现这种植物引起肝中毒的情况。从肝测试畸形到肝功能不全，其严重程度不一。甚至在一个案例中，出现了致命的结果，四个案例中病人需要肝脏移植。由于导致肝中毒，有些国家明令禁止使用卡瓦胡椒作为食疗。在法国，没有记录显示将卡瓦胡椒作为药物使用。医用草本一般来源于传统的药典，它们也有

自己的适应症,其剂量必须由内行的药剂师严格控制。

重　点

1. 恐怖症的最佳治疗方式为认知行为疗法。

2. 认知行为疗法是一种心理治疗,要求病人有强烈的动机和自由支配的时间。

3. 恐怖症的药物治疗基于抗抑郁药的使用,其剂量视焦虑程度而定。

4. 病情严重时,可以临床使用抗焦虑药物(如少量安定药)。

5. 抗焦虑药的使用必须要有后续措施作为保证。

6. 怯场的情况下,可以严格按照要求使用β受体阻断药。

7. 虚拟现实治疗法治疗某些恐怖症有效。虚拟现实疗法大有发展前途。

第五章
特定恐怖症的定义和治疗

　　一般来说，如果特定刺激（物体或情境）引起的恐惧反应已过度，持续时间长，当事人无法自控，努力去回避引起焦虑的情境，而且这种恐惧会促进焦虑性预期的发展，干扰个人的正常生活，那么可以认为此人患有恐怖症。

　　"特定恐怖症"，或者称为单一恐怖症，由外部物体引起，如飞机、蜘蛛等。患者的亲朋常常忽视这类恐怖症，甚至认为其荒谬，但它们可以引起很多心理障碍，严重影响生活质量（如交通恐怖症、动物恐怖症、自然现象恐怖症……）。这些恐怖症大多数是正常感觉的极端表现。

　　　　例如，所有人都会在飞机起飞时感到恐惧，这很自然。但是飞机恐怖症把这种感觉极端放大。

　　同时值得注意的是，面对恐惧物体或情境而产生的恐怖症症状因人而异。在极端的例子中，患者会产生惊恐发作，即浑身不舒服、有垂死的感觉、心动过速、流汗等。在所有病例中，特定恐怖症患者都会意识到自己的恐惧是不理性的，并为此感到痛苦。

　　传统来说，动物恐怖症（不论动物大小）、幽闭恐怖症（对幽闭的空间产生恐惧)、恐高症(对高处感到恐惧,无论是在埃菲尔铁塔上还是在凳子上)、交通恐怖症(如飞机)、自然力恐怖症(如雷雨、风、水),这些都被认为是"特定恐怖症"。

动 物 恐 怖 症

小动物

蜘蛛恐怖症是最常见的一种单一恐怖症,尤其是在女性身上。

如果某种动物看起来并不讨人喜欢,而且常常令人感到恶心,如蜘蛛、小昆虫、蛇等,那么患者的亲朋更容易理解和宽慰其恐惧。

大动物

孩子常常会害怕动物。六分之一的孩子都会有恐怖症,但是一般在 9 至 11 岁之间会自行消失。动物恐怖症不仅会让孩子回避动物本身(如例子中的玛丽怕猫),而且会回避与该动物有联系的任何东西,例如在电影(尤其是在广告中)或杂志上,患者总是会害怕看到简化或写实的动物画面。

玛 丽 和 猫

玛丽 9 岁,患有猫恐怖症已经 8 个月。她去一家儿童精神疾病服务中心咨询,因为她的恐怖症已经成为生活的障碍。她无法自己出门上学,家里只好雇了一位女士陪她出门。

"我感到害怕,因为我不知道会发生什么。猫会跳到身上抓伤我,因为有时在电影中,猫是敌人,是叛徒。有一次,我妈妈的一个朋友说，她有一只猫，有一次他们去度假，就把猫独自留在家里，结果猫把整个房子搞得天翻地覆……这猫疯了。所以我现在看到猫，就会想如果它因为被人遗弃而疯了，可能就会跳到我身上抓伤我。我尤其害怕它抓我的头。这让我无法独自出门。当有人陪着我，我就不怕，尤其是两个人陪我的时候，我躲在他们之间，就好像盾牌在保护我一样。"

听完玛丽的叙述，我们发现她的恐惧是想象出来的，而且这种恐惧因为大人兴致勃勃讲述的故事而加强，而大人在讲述时并没有意识到自己传递的信息是什么性质。

伊莎贝尔和乡下的猫

伊莎贝尔，32 岁，千方百计想离开位于城市近郊的公寓，搬到外省去住。7 月的时候，她欣喜地得知自己将被派往卢瓦雷省。她费尽心思地找住所，最后租了一幢带花园的小洋房。在钢筋水泥的世界里生活了那么久，她是多么渴望绿色啊！但是，田园美梦很快变成了噩梦。因为在乡下会遇到猫……在城市里生活了十年，伊莎贝尔甚至已经遗忘了猫的存在。现在，她记起来了。8 岁那年，她生活在老家乡下，只要是猫，她都要躲避。如果房间里有猫，她绝不踏入半步，并让她的兄弟姐妹拿着探照灯为她开路。她后来忘了这些。而如今，身边没有了兄弟姐妹，她要独自面对猫的存在。她说，从窗户看出去，可以看到上千只猫穿过院子。她猜想猫会躲在阴暗处。只要踏出家门，她就要大声地驱赶猫。走在路上，她觉得猫就在五百米开外的地方。猫的样子、走路时悄无声息的步伐、接近自然的毛色、盯人时炯炯的眼睛，这一切都让她感到恶心。只要一提到猫，伊莎贝尔就会蜷缩成一团，紧紧靠在椅子上。她其实很清楚猫是宠物，并不会来攻击人，而且她身边的人都没有受到过猫的攻击，但她就不能看猫的眼睛。"它们能感觉到我的害怕，那接下去会发生什么？"所以，她把自己关在家里，并没有好好利用自己的院子，而且从来不呆在外面，甚至也不去田里。后来，她跟两个朋友讲起这些，他们鼓励她去咨询医生。

确实存在或想象出来的危险会引起恐惧。伊莎贝尔感觉到一种强烈的威胁，其实这并不带来潜在的危险，但是她无法理智地思考，也无法解释，无法自控。身边的朋友很难理解她对宠物不可理喻的恐惧。她曾说自己的朋友并不同情她，而是经常劝她："自己去克服，没什么好怕的。"

单一恐怖症的习得机制中主要是认知在起作用（参见第二章的成因十）。

第一种可能的成因是通过感知动物，形成了带有机能障碍的信念。

例如，"它的步伐灵活，且悄无声息。猫都一样，都是那么狡猾，应该对它们保持警惕。"患有猫恐怖症的伊莎贝尔如此说道。

而患有鸽子恐怖症的玛丽安娜则会说："它们会朝各个方向飞，我知道它们并没有针对某人飞去，但是它们盘旋时，我会感到晕眩和害怕。"

患有大狗恐怖症的克莱尔会说："它们都有原始的本能，它们是动物，可能会突然从主人手里逃脱。"

第二种可能的认知机制是对情感榜样的模仿。在有些案例中，根据"认知的解读"，同一种心理状况可能被描述为舒适、不适或中性。这种认知解读在脑部进行，就看观察者率先体会的是哪种感觉。

视鸟类为威胁

让娜从 6 岁开始就患有恐鸟症，她无法在室外吃饭或野餐。"鸟儿一靠近桌子或食物，我就感到害怕。一切都变得糟糕，我会大喊大叫，会逃跑，无法平静下来。我害怕它们飞到我的头发上，害怕它们碰到我。"让娜还告诉我们，她的妈妈也对鸟类十分恐惧。只要小鸟一接近她妈妈，她就会用从不离身的雨伞把它们赶走。

幽 闭 恐 怖 症

幽闭恐怖症是对封闭空间和禁闭产生的不合理恐惧。幽闭恐怖症的临床表现可以是中心的（心理上的），也可以是边缘的（身体上的）或行动上的（回避行为）。在心理上，患者产生一种恐惧感，在惊恐发作时，甚至到想死或疯狂的程度。在生理上，存在严重的自主神经表现，如心悸、颤抖、流汗或胃肠不适。

十分有趣的是，拉赫曼（Rachman，1990）首先指出，不能认为幽闭恐怖症只有一种成分；相反，它应该有两个某种程度上彼此独立的成分,即对于封闭空间的恐惧(传统上这是幽闭恐怖症的唯一成分)和对窒息的恐惧。这一独创的概念和当时普遍接受的概念完全不同。幽闭恐怖症的这两种成分被证实需要不同的治疗方式(Harris,1999)。

幽闭恐怖症的发病率大约为 4.2％(Curtis,1998a)。引起恐惧的情境数不胜数:太小且没有窗户的房间、电梯(尤其是电梯比较狭小,没有大块玻璃)、医学成像机器(如扫描或核磁共振成像)。恐惧还从这些严格界定的情境推广到其他情境,如引起窒息感和"压迫感"的封闭空间,可以是衬衣的领子、面膜或首饰,这都会让患者难以忍受。

但是幽闭恐怖症患者到底在恐惧什么? 其实在密闭空间中,他们最害怕的是窒息,在人多拥挤的地方被挤得喘不过气来(如在排队的队伍或公共交通工具上),或者害怕缺氧(在电梯或医学成像仪中,如扫描或核磁共振成像)。

幽闭恐怖症很少单独成病,常常和广场恐怖症相联系。幽闭恐怖症患者占总人口 10％左右。

恐 高 症

患者在高处感到晕眩,如在噩梦中一般,爬山的乐趣变成长期的痛苦。然而,恐高症和眩晕并非不可医治。

米歇尔与高山徒步旅行

十几年来,米歇尔一直十分热衷于高山徒步旅行。然而有一天,他和一帮朋友在一个海拔不太高的山区远足,突然感到自己寸步难行，受到压迫，心跳加速。这是惊恐发作。"这次远足很简单，没有任何难度，所以我更加介意这件事情的发生。"

"恐高症"（acrophobie）一词来自"akros"和"phobo"这两个古希腊语词。akros 表示顶端，phobo 表示毫无预兆来袭的恐惧。爬山爱好者也不能幸免于恐高症。五分之一的人口会产生恐高，但是会随着年龄缓解。从科学研究结果来看，大多数患者并不针对恐高症采取任何措施。

关于恐高症的成因，专家说法不一。人际关系、矛盾心理或者压力因素，这些是常见的成因假设。

阿琳的高处恐怖症

阿琳患有高处恐怖症已有多年。她无法靠近临街的窗户，不能去阳台，也不能爬上靠墙的楼梯。

其恐高症的起因可能是在她年少时，有一次去赶集，她坐在悬挂在高处气球吊舱里的旋转木马上，感到十分难受和压迫，并且心跳加速。

她亲身经历了一个和高处相关的危险情境。这次痛苦的经历在她心里留下印记，于是形成恐惧的机制被启动。恐高症患者会留意任何可能会引起不适的迹象，如在爬上楼梯后表现为心跳有点加速，以此证明自己将要晕倒，从而放大这些身体迹象，使自己回避任何高处。

治疗恐高症的办法为直面问题。一种方法是采用认知行为疗法中的渐进暴露法。任何急于求成的治疗方法可能适得其反，所以渐进暴露法是唯一具有决定性作用的疗法。这种最有效的方法借鉴于治疗"过敏"的方法，通过给病人逐渐增加抗原剂量使人体脱敏。这种方法被借用到恐高症的治疗中，让患者积极寻找引起恐高的情境，并且循序渐进地暴露其中，一步步来掌控情境，认识到这些症状并不危险，最后自行消失。

虽然喉咙或胃部挛缩、心跳加速及呼吸急促并没有实质的危险，但如果一个登山者在某个陡峭的地方突然感到恶心或晕眩，则会引起真正的危险。其实，真正产生决定性影响的是恐惧本身，例如，患者恐惧自己不能掌控情境，恐惧摔倒，甚至恐惧从高空掉下，如同掉入深渊。恐高症不仅在峭壁边缘会表现出来，而且在日常生活也会表现。更糟糕的是对恐惧感产生恐惧，例如很多远足者会在临行前一晚感到恐惧。

自然力恐怖症

暴风雨及其他恶劣天气恐怖症

这类恐怖症患者恐惧的对象从小雨到暴风雨都有。很多人会持续关注天气预报，因为天气不好而取消日常活动。

帕特里西亚和暴风雨恐惧

"那一次的暴风雨太可怕了，太可怕了，我8岁的女儿从睡梦中尖叫着醒来，她再也不愿回到自己的房间睡觉。我自己也被吓坏了,脸色惨白,和我老公打电话时几乎要哭了……我和女儿两个人呆在我床上。我安慰她:'亲爱的,这没什么,只不过是暴雨而已,会过去的,你和我先呆一会儿,很快我们就会睡着了。'但是安慰是徒劳的。我并不能让她放心,因为我自己也在颤抖,连说话都说不清楚。我害怕得要死,真的相信我们会死,相信屋顶会压下来,窗户会破裂。那风和冰雹是多么猛烈啊……这一晚我的精神受到了伤害。第二天,我感觉不是很舒服,然后去机场接我丈夫。我也看到这一切对女儿产生了影响。从那以后,每次有暴风雨,她都感到害怕,想要躲起来。

恐水症

不可把恐水症和简单的怕水混淆起来。事实上,怕水的人在江河或大海中洗澡时会感到一定程度的焦虑,他们会采取一些让自己心安的措施,如不会离海边太远、用脚撑着、不潜水……然而,恐水症患者会完全回避去泳池或在海里玩水。他们只敢把脚稍微浸入水中,甚至连这一步都做不到!

一般来说,只要一想到乘船,患者就会产生惊恐。他会害怕溺水或在几秒钟里缺氧,即使他很清楚这并不会威胁到性命。

典型的儿童时期恐怖症

很难得到成人发病率的确切数据。根据已经发表的研究结果,成人身上的发病率并不高。我们认为成人的发病率显然要比儿童低,当然也因为研究得较少。在儿童身上,恐水要比蜘蛛恐怖症、昆虫恐怖症、恐狗症、恐高症、幽闭恐怖症、打针恐怖症和恐血症更常见。只有恐蛇症和老鼠恐怖症比恐水症更常见。恐水症涉及的 10 岁以下儿童占 2.5％至 5％。当人们需要生活在水边，并且有必要学习游泳时，这种儿童身上常见的恐怖症就会成为生活的障碍。溺水依然是儿童、青少年和成人死亡的重要原因。

家庭起决定性作用

1994 年，澳大利亚心理学家首次研究一组患有恐水症的儿童。在他们的研究中，只有 2％的儿童是因为精神创伤而产生恐水症（第二章的成因八）。大多数家长（56％）表示自己的孩子其实一直都怕水，甚至在第一次接触的时候就怕水。最近的一次研究表明，恐水症有一部分是通过观察身边恐怖症患者的行为而习得的（第二章的成因七）。在同一个家庭中，成员是否患有恐水症的相似性值得深思。患有恐水症的孩子往往是所有孩子里年纪最大的。

儿童恐水症的第三个形成机制属于某一类心理图式，即恐惧未知或危险，而成人恐水症患者的恐惧则和未知与危险没有关系（第二章的成因五、成因十）。

在成人身上，我们发现两种类型的恐水症：一种是对自然环境的恐惧；另一种是对"空间"的恐惧，恐惧的不是水本身，而是恐惧身处水里。

1990 年，一些临床医生对悲惨情境中产生的应激行为感兴趣，研究了一些五个月前经历海难的儿童。很快，他们发现和控制组的孩子相比，这些死里逃生的孩子在深水、游泳及其他相关刺激引起的恐惧方面存在明显的差异。这说明相关的经历虽然不是成因，但是会增加儿童的恐惧感。

这些研究再次证明相关经验对恐水症的重要性，但是不能把它们当作最主要的成因。它们的影响在于强化了原先就存在的恐怖症。

恐水症的成因

正如我们前面所讲，多种因素可以引起恐水症，如：

■ 被水中或水附近的什么东西吓到（直接条件反射）；

■ 看到他人在水里或在水边发生意外；

■ 在电视或电影里看到一些与水相关的可怕事件；

■ 看到家人表现出对水的恐惧；

■ 听到与水相关的可怕故事（信息）；

■ 被父母一方或双方告知与水相关的活动是危险的（信息）；

■ 一直怕水，甚至在第一次接触的时候就怕。

恐水症的治疗

毋庸置疑，渐进暴露法和放松法相结合是治疗恐水症最有效的方法。

一般来讲，暴露法需要治疗师陪同进行。治疗师一般会指出，可以在泳池中循序渐进地采取哪些行为。然后，他会要求病人（儿童或成人）学习他的行为。他会要求病人用语言表达出接触水时的感受，如焦虑的感觉、愉快的感觉及身体的感觉。

暴露法的练习步骤

以下为恐水症患者阿琳和治疗师一起制定的练习步骤，由她自己分类：

1. 走进水里。

2. 走下台阶，让水淹到膝盖。

3. 走下台阶,让水淹到腰部。

4. 走下台阶,让水淹到颈部。

5. 要求实验者、治疗师、自己信赖的人或游泳教练将台阶抽走。

6. 用东西撑住胸部,进行狗爬式游泳。

7. 将脸浸入水里。

8. 将整个头部浸入水里。

9. 坐在泳池边,由别人拉住手臂,跳进水里。

10. 蹲在泳池边,由别人拉住手臂,跳进水里。

11. 站在泳池边,由别人拉住手臂,跳进水里。

12. 用板做支撑,将脸浮在水里。

13. 没有东西支撑,将脸浮在水里。

14. 在没有他人帮助的情况下,在浅水处进行狗爬式游泳。

15. 跳进浅水处,然后在没有他人帮助的情况下,进行狗爬式游泳。

16. 在深水处进行狗爬式游泳。

17. 跳进深水处,然后进行狗爬式游泳。

其他可供选择的方法

游泳教练经常会遇到那些想要学习游泳却又怕水的人。他们有资格帮助这些人克服恐惧,其作用是促进这些人在水中学习两种必不可少的姿态:平衡与推动。

■ **垂直平衡**(让水淹没到腰部):在靠近泳池边的水里行走,在靠泳池边的水里跑，笔直跳跃，往后跳，从左往右跳，单脚向前跳。

■ **水平平衡**（借助浮条或浮板等物）：平躺在台阶上，借助两根浮条平躺，借助两块浮板平躺，借助一块浮板平躺，借助一根浮条平躺。

■ **推动行为**包括借助两根浮条打水（每条手臂下放一根），借助两块浮板打水（每条手臂下放一块），双手抓住一块浮板打水（双臂伸开），头靠在浮板上平躺着打水，伸直双臂借助浮板平躺着打水，不借助任何东西仰躺着打水。

上面我们举例的方案一定能有效克服怕水行为。然而它是否可以缓解恐水症，我们则不可贸然下结论。

弗朗索瓦·桑佩尔（Françoise Simpère）是一名记者，她在《克服对水的恐惧》（*Vaincre la peur de l'eau*）一书中详细描述了可以帮助病人克服恐水症的不同方法。她再次强调怕水和恐水症之间有着基本差别。

技术恐怖症：交通恐怖症

根据交通方式的性质及患者的思维体系，交通恐怖症具有不同的形式。人们通常对汽车或飞机产生恐惧，但成因不一定相同，一般由认知原因引起（第二章的成因十），如想要掌控情境的迫切需求，害怕失去自控能力，感觉缺氧，感觉窒息……

尤其要区分的是驾驶和乘坐交通工具之间的区别。在飞机上，害怕发生意外的焦虑常常是因为感觉自己无法控制局势。在高空索道上也是同样的情况，而且还伴有恐高症……在地铁上、堵车时，或在地下停车场，常常是囚禁感和缺氧的感觉引起了恐惧。

对于有些人来讲，恐怖症无法消失是出于焦虑发作的念头。比如一个汽车驾驶者，恐惧使他对自己不自信，认为自己没有能力驾驶。

根据恐怖症的形成机制，我们完全可以把多种交通恐怖症合并归类。通常来说，完全回避交通方式对日常生活造成很大阻碍。治疗的结果十分令人满意，我们估计超过80%的交通恐怖症患者被治愈。治疗的难点在于如何在实践中根据难易度自我暴露在情境中。这些方面的考虑会影响治疗的时长。

飞机恐怖症

约10%的人患有飞机恐怖症，其中甚至有飞行员和空姐！当今，这是一种十分不利的恐怖症，对个人的职业生涯和家庭生活造成严重后果。因此，有些飞机恐怖症患者无法出行，不可挽回地和家人分开。对于很多患者来讲，这是一种特殊的交通恐怖症，完全被看作是死亡的信号。而对于另外一些患者来说，飞机恐怖症和广场恐怖症十分接近。然而，我们的临床经验指出，对于广场恐怖症患者来说，飞机其实是一件引起恐惧的物体，仅仅使患者觉得自己远离熟悉的居所和"令人安心的日常生活"。飞机常常引起与幽闭空间相关的焦虑。因此飞机恐怖症和幽闭恐怖症相联系。在飞机恐怖症中，对死亡的焦虑与幽闭空间引起的焦虑直接相关。

亨利、艾米丽、雅克、玛蒂娜：

无法乘坐飞机成为生活的障碍

亨利是外交官，艾米丽是演员，雅克是商人，玛蒂娜是家庭妇女,他们有一个共同的问题:他们都无法乘坐飞机出行。登上飞机时,他们都感到一种难以控制的恐惧,而且他们都还没有乘坐过飞机。他们的恐惧表现不同:"如果在飞行途中我感到不适,怎么办? 我又不能让飞机停下再出来""双脚离开陆地,这让我感到不舒服;只要一想到不能再接触地面,我就觉得难以忍受""坐飞机的途中,我做什么好呢? 我没法坐着一动不动""如果别人觉察到我的不适,情况会更糟糕""如果飞行员体力不支,谁来让飞机着陆?"无论恐惧是出于什么原因,这给亨利和艾米丽的职业生涯造成阻碍,他们的雇主让他们前来咨询:"如果这次你还拒绝坐飞机,那一定要解聘了。"对于雅克和玛蒂娜来说,情况还没有那么紧急。他们假装自己更喜欢火车或汽车带来的愉悦。而在私密谈话中,他们承认自己很受这类恐怖症的困扰,也认为在我们这个时代,飞机恐怖症是一种障碍。尤其是他们还有家庭的问题,因为住在远方的亲人无法理解为什么他们会如此执拗地拒绝邀请。

在大多数案例中,对乘坐飞机旅行的恐惧并不由先前的个人经历引起,但是媒体报道的事故、灾难性电影、第三者讲述的轶事都可能使患者更加相信乘坐飞机旅行很危险。其他的情况(如飞机恐怖症在创伤性事件发生后产生)比较少见。

经历炸弹警报后的塞利娜

自从六年前最后一场旅行之后,塞利娜再也无法乘坐飞机。在那次飞行旅途中,她经历了一次飞行警报。她把所有行李抓在手里，血压上升，焦虑感袭来。最后发现没有炸弹，所有人都虚惊一场，但是这一切难以忘怀……

治疗

从 1910 年开始，认知行为治疗成为飞机恐怖症治疗的前沿方法。在那个时期，文章主要探讨系统脱敏法。这一先驱治疗方法在第一次世界大战期间提出，因为一些战斗机飞行员在出行任务前表现出焦虑的症状。治疗包括重新学习飞行中的常规技巧和训练。从那时起，该治疗方法得到发展。临床工作基于依次进行的两种方法：系统脱敏法和现实暴露法。

想象系统脱敏

这一方法首先在于放松法的学习，以降低引起焦虑的门槛。其次是想象飞行过程中的重要时刻，往往是这些时刻引起恐惧。完成放松法的学习后，临床医生会建议患者每次想象 45 分钟。想象过程中，飞行全过程会在脑海里重复一遍，每一个困难都要反复思考多次。这种脱敏法持续几个月。

现实暴露法

此方法利用影片和录音中的起飞、飞机马达声和降落的片段，需循序渐进地进行。然而，现实暴露法采取的措施使治疗复杂化，航空界甚至创立了多个组织来促进暴露法的发展。

法航创办了特殊的培训班，其内容同时涉及飞机的结构和运行、飞行路线图、空中控制及多项操作。这些培训分组进行。该方法很大程度上受认知行为法的启发，因此有人利用信息治疗法，即解释技术、气动力特性原理、安全规则、飞机飞行风险的统计数据等。这类培训方案通常有一位机长出席。注意，这些培训的主要目的是教育。培训时间短，缺乏职业的治疗方案，使得这类培训的的方法和效果具有明显的局限性。航空公司提出的这个方法尤其针对那些害怕乘坐飞机的人，他们还不是严格意义上的恐怖症患者，这样的人占20％左右。飞机恐怖症在焦虑的程度和性质上都有所不同。这类培训并不针对那些有复杂临床表现的患者，尤其是那些与死亡焦虑、幽闭恐怖症相关联的恐怖症患者。

飞机上最容易引起焦虑的情境

最常引起患者焦虑的情境有以下几种：

■ 到达机场；

■ 看到起飞的场景；

■ 登机；

■ 马达的声音（转速和震动变化）；

■ 起飞和颠簸；

■ 远离地面；

■ 突然改变航向；

■ 降落；

■ 大风时降落。

借助虚拟现实疗法的新治疗方法

超过六分之一的法国人害怕登上飞机，这主要是因为乘客对飞机的制造技术并不了解，且飞机是个庞然大物，飞行时不接触地面。大多数时候，起飞和降落是飞机恐怖症患者最痛苦的时候。

虚拟现实疗法，这是一种治疗飞机恐怖症的新方法。

为了治疗飞机恐怖症，病人戴上一个头盔，它会模拟飞机的飞行。病人单独坐在位子上，通过头盔看到飞机的其余部位。通过窗户,他可以意识到飞机的移动和所处的海拔高度。这种方法利用了在飞行员间多次使用的模拟飞行模型。

汽车恐怖症

男性和女性都会患上汽车恐怖症,但成因截然不同。在大多数案例中,很难鉴别引起恐惧的真正原因。然而,区分汽车恐怖症的成因对于有效采取治疗方案十分重要。

汽车恐怖症可以由某一引起焦虑的情境引起,而且一次就已足够。它也可以因为某种不特定的焦虑而产生。一个人多年来生活在压力之下,以致他自己都忘了如何没有压力地生活。这些人总是十分警觉,充满戒备心,事情一有什么变动,就会担心灾难的来临。他们会想:"如果我开车,可能会爆胎,而我不会换轮胎。"或者:"如果我坐上一辆大巴,肯定会发生意外。"因此我们能理解他们为什么总是迟疑着不肯上汽车,不管他们是作为驾驶员还是乘客。

苏珊和汽车

苏珊,62岁。她曾是牙医助理,现在已经退休。丈夫去世已经两年,她如今独自生活。她有两个儿子,和他们的关系良好。儿子们也已有孩子。苏珊认为自己拥有愉悦的生活,并且身体健康。她性格活泼,参加了很多活动,她喜欢出门,喜欢走路、骑自行车、阅读、烹饪、照顾孙子、和朋友聚会。只有一件事情成为她的阴影,那就是多年来她一直回避用汽车作为交通工具出行。这种恐惧完全成为一种障碍。苏珊说她因此无法自由出行。她常常推迟或取消约会，千方百计地利用其他交通工具出行，绞尽脑汁地把一些购物地点集中在一起，以"节约"出行的次数。但是，她又完全不害怕横穿街道，也不怕走在人行道上，看到汽车从身边经过也完全没有问题。她可以毫不迟疑地乘坐火车或大巴。而且，如果开车的是她信任的人（例如她儿子），她也可以正常地乘坐，其前提条件是路途较短（最多20～25千米）或时间较短（15～20分钟）。这样一来，首先就要考虑交通是否通畅，还要避免市中心拥挤的小路和交通高峰期。

情感和身体的感觉

这种恐惧表现为强烈的焦虑，并且对他人开车也保持高度警惕。身体的感觉表现多样：流汗、呼吸急促、心悸、感到发热、挛缩、大脑充血。

即时出现的想法

内心的独白常常是："我担心有车突然冒出来，玩球的孩子跑出来，或者某只动物横穿马路；我担心自己无法躲开意外。"

苏珊意识到自己的惊恐发作有些夸张，也试着和恐惧做斗争，但是没有用。她觉得自己很可笑，而且打扰了身边人。她觉得自己太依赖他人，成为恐惧的俘虏，什么事情都要考虑到她的情况才好展开。尽管身边人很支持她，对她充满耐心，但她内心认为自己失去了自主能力。苏珊怀疑自己开车的能力和反应；而且她也不信任其他驾驶者和汽车本身。

行为

从 39 岁那年经历了一次车祸后,她就不再开车。她完全回避开车,但有时会作为乘客坐汽车出行。不过每个月,她都会巧妙地回避一次汽车。她很依赖自己的孩子。幸好孩子们对她都十分支持,例如他们会很耐心地绕路避开市中心,甚至为了不让苏珊出门,还替她承担了一些购物的任务。

预期

苏珊的焦虑性预期十分严重,而且在日常生活中她会想出各种借口来减少自己的出行。她说走路可以节约资源。如果她哪天决定面对开车的恐惧,那是因为拖了太久,不得不去购物了。苏珊实践着一些回避的策略,例如,她经常邮购,通过电话来办理行政事物或与远方的朋友联系,每次会尽可能地乘坐公交车或火车,每个月才去一次超市。苏珊说自己很有挫败感,因为作为城里人,她必须开上 25 千米才能享受大城市的乐趣。所以,通常她对自己的出行做出预期时,都是兴奋伴随着焦虑。

雅克利娜和汽车

雅克利娜已是外祖母。一段时间以来,她无法自己开车,除非只是开一小段路。一直以来,她帮一个女儿照看两个外孙,每周去一次。她女儿住得不远,但是没有任何公共交通可以抵达。雅克利娜不知道自己到底怎么了。曾经的自己是那么独立,那么喜欢开车,甚至去度假、购物或帮邻居购物也是自己开车!几个星期前,她正在一条熟悉的路上开车,突然觉得自己呼吸困难,感觉胸口像要窒息,只好在路边停了一会儿。

接着她重新上路，想着去城里就好了。不适感最后消失，但她仍然很快去了一位心脏病医生那里。医生为她做了系统检查，并没什么问题。她又开始开车，感觉不好时就开得慢一些。再后来，她开始分析自己开车时的每一个症状。先前并没有什么，但是雅克利娜不再愿意离开自己的小镇，也不再去隔壁的城市购物。前往女儿家的路途变得遥远，似乎不会到头，途中没有任何可以停车的地方。她常常让丈夫陪着自己，但她又开始担心在两个外孙面前突然出现这种不适……自己是不是不再是那个做事有效、令人放心的外祖母了？她感觉自己变得脆弱，胸口随时会产生不适，随时可能发生梗塞。然而，心脏病医生则向她保证没有问题。当她还没有做完检查时，就不再去照料外孙。她不再开车，除非是很短的距离，而且放弃了大多数以前的活动。

在治疗雅克利娜的过程中，关键是动员好她的丈夫和女儿，因为他们的态度和评价是雅克利娜"抗拒"治疗的重要因素。

玛丽安娜，汽车恐怖症掩饰了幽闭恐怖症

玛丽安娜自称无法开车，觉得车内空间太窄小，有压迫感。除非万不得已，她自己不会开车出门。即使是很短的路程，她都有缺氧的感觉，好像要窒息。不管是什么型号的汽车，车厢内总显得太小，让她觉得不安。即使开着车窗也没有用，她感觉自己被禁锢了一样。通过对患者生活的了解，我们发现她在其他情境中也会如此，例如乘坐电梯、走进胸透室、坐在电影院

或剧院里。

　　通过第一次详细有序的面谈,我们发现她患有幽闭恐怖症,需要治疗的也是这种恐怖症。在心理治疗的最后阶段,重点治疗患者身处汽车内部时产生的禁锢和窒息感。

被掩饰的幽闭恐怖症

对封闭空间的恐惧,或者幽闭恐怖症常常和交通工具有关系,如对乘坐地铁、公交车或出租车产生惊恐……这些恐惧的共同点是患者感觉被剥夺了自由,并且相信自己无法控制焦虑,例如想象自己大喊大叫,或在电梯里把头撞向墙面。这是一种完全不理智的恐惧,患者甚至认为裙子或衬衣领子太紧会使人窒息,这在旁人看来难以理解。

其他特定恐怖症

针筒恐怖症是一种特定恐怖症,影响的人口超过 10%。患者回避任何与医疗相关的情境,即使是最普通的治疗。

　　血、针筒或疾病恐怖症是完全不同的焦虑的表现,是一种特定恐怖症。和其他恐怖症一样,患者表现出回避行为,不管是护士、牙医还是医生采取的治疗行为。

恐血症

晕血:特殊的信号

恐血症和其他恐怖症的区别在于患者一看到血就会失去意识。

蒂埃里无法忍受抽血

蒂埃里必须抽一次血以检查胆固醇指标。这不是他第一次抽血，因为他必须定期检查自己的治疗和饮食方案的效果。但是和平常一样，他还是取消了去抽血室的预约，这已经是他第九次取消预约了。他本应该找人陪自己去，但恐惧使他全身无法动弹。最后，他还是去了抽血室，但这得付出很大代价！一走进抽血室坐下，他就闭上眼睛，把鼻子埋在一个有香味的小袋子里，在座椅上全身僵直，甚至产生痛苦的挛缩。他认识实验室里的所有工作人员，大家都知道他对抽血的恐惧，为了帮他消除恐惧还试尽一切办法。如果他只是对抽血产生恐惧就好了！除抽血之外，他还无法在麻醉的情况下接受牙齿的治疗，无法走进私人诊所或医院的大门，甚至无法看一眼带有针筒、伤员的照片或战争、意外事故的报道。他因此还惹怒了自己的兄弟，因为兄弟的妻子分娩后，他都无法前往看望。他等她回家后才去看。而这次，他必须在局部麻醉的情况下接受一个小手术，所以前来寻求帮助。

晕血是大家熟知的现象，其特殊性则是最近才得到证实。这种晕厥和心跳的减速（心动徐缓）相关联，而其他恐怖症则会引起心跳加速（心动过速）。然而在实践人体暴露法的过程中，心跳最终会趋于正常。因为看到血或伤口而引起的心动徐缓需要几分钟才会产生，如果达不到这段时间，就不会发生晕血。

例如，有些患者如果看外科幻灯片的时间不超过 10 秒钟，就不会发生心动徐缓。

晕厥的勒内

　　勒内,28 岁,从 4 岁开始,就时不时发生晕血的情况。将带有出血和伤口的幻灯片放映在勒内眼前。先前放映的风景或其他物件的幻灯片没有使他产生任何不适感,对心跳也没有任何影响。但是在观看了 60 秒钟呈现伤口的幻灯片后,他的脉搏降为每分钟 47 次;在观看了 75 秒之后,脉搏降为每分钟 30 次;接着他出现 3 秒钟的心力衰竭(没有心脏挛缩),并且晕厥过去。恢复意识后,勒内的脉搏恢复到每分钟 100 次。

治疗

多种治疗方法可以应用于这类病人。

恢复正常心跳

在和刺激的接触过程中,暴露法治疗的目的不是让心跳减速,而是为了使心跳恢复正常。对于大多数恐怖症患者来说,治疗的目的在于使心跳减速,但是对于恐血症患者来说,则是要在暴露过程中提高心跳速度,使之恢复到正常水平。

引起愤怒感

我们教病人通过合适的想象产生愤怒感,从而来阻止自己晕厥。通过引入愤怒,患者随后在观看引起恐惧的幻灯片时能够保持心跳正常。治疗师通过批评患者的生活方式来引起他的愤怒。这种方法可以让病人在刺激面前暴露 20 分钟而不晕厥。然后要求病人想象可以引起愤怒的情境,再观看一本有关法医的书中的画面,或观看一部恐怖电影,或者阅读一本曾经使自己晕厥的作品。病人认真地完成这些练习,每次半小时,每周两到三次,持续四周。渐渐地,病人发现只要能引起自己的愤怒感,就可以产生抵抗力。康复后六个月,病情完全消失。

　　对疾病的恐惧称之为"疾病恐怖症",这十分常见。最经常出现的是对心脏病或传染性性病的恐惧,但是任何疾病都会成为恐惧的对象。如果恐惧的对象很广泛,并不针对某种疾病或某个特殊身体部位,则称之为疑病症。疾病恐怖症患者总是消极理解身体的不适,常常把它们当作是某种致命疾病的先兆。如对癌症恐怖症患者来说,"癌症"一词都不能提起,也不能和那些多多少少接触过癌症的人交往。同样,"死亡"一词也是禁忌,墓地是需要回避或绕开的地方。疾病恐怖症和其他恐怖症的区别在于引起恐惧的刺激直接来自人的身体。疾病恐怖症和强迫症相似,因为两类患者的想法引起的不是回避行为,而是使人完全丧失行为能力。如果您平时没有习惯倾听自己身体的声音及它的反应,那么您可以花半个小时来专心听一下,您会感觉到痛楚、腹胀、痉挛以及奇怪的声音,这声音就像独立运转的机器发出的各种回声。您可能也会因此担心起来。疾病恐怖症患者会觉察到身体的任何感觉,哪怕它微不足道,任何貌似不正常的感觉都会给患者带来焦虑。这种焦虑使患者产生其他病症,或加重原先的病症,构成严重的威胁。这类特殊的恐怖症还可能引起对传染的恐惧。最后,我们都知道,过度疲劳的人更容易患有疾病恐怖症。

癌症恐怖症

米歇尔和癌症

米歇尔,52 岁。她总是担心自己的身体,害怕有朝一日患上癌症。最近，她参加了一个关于结肠癌预防的讲座。她坚信自己患有讲座中提到的所有症状。从那一天开始，她的注意力就集中在自己的消化道上。尤其是晚上躺下时，她感觉自己腹部的痉挛和杂声更加严重。丈夫在身边时，她会感到安心。她常常跟丈夫说起自己的恐惧和怀疑。事实上，她拒绝自己独处，不管白天还是晚上，总是千方百计地找个人陪在自己身边。她再也不做运动，只为避免唤醒身体中不能自控的感觉，如心跳加速、呼吸急促或流汗。

对于米歇尔或其他疾病恐怖症患者来说，我们的建议是顺着自己的恐惧。在参加讲座、看过电影或和朋友讨论完某个医学话题后，您可能会更加关注自己的身体。以前不知道的感觉会出现，并很快将自己对号入座。您可能会把这种奇怪的感觉叫做"结肠癌"，从此再也无法控制自己的焦虑。伴随着其他症状的出现，您的焦虑程度会越来越严重，导致您去询问身边人，或网上查资料，或去看医生急诊，甚至去做全身检查。总而言之，选择性专注身体某个部位，消极地对身体感觉贴标签，对某种疾病做出焦虑性预期，这些是内感受性疾病恐怖症发展的重要因素。

患者通常在 30 至 50 岁，癌症恐怖症和强迫症十分相似，区别在于前者往往会发作，而且不稳定，很大程度上取决于患者的生活健康状况（"当我忙碌或心情好时，我就不会去想疾病。"）。这些患者表达的想法并非都是缺乏理智的。例如，家庭成员中确实有人是因为癌症去世的，他们就会担心自己是否更加容易患上癌症。并非所有癌症都会引起恐惧。从咨询的情况来看，我们发现最令患者产生恐惧的癌症为脑癌、结肠癌、乳腺癌及皮肤癌。不同的个性使人因为不同的癌症而饱受烦恼。焦虑易恐惧的性格比歇斯底里的性格更容易发展出癌症恐怖症。另一方面，只要一有身体上的不适，焦虑的连锁思维就会产生。

例如，喉咙的疼痛可能引起破坏性的思维过程：患者会终止任何计划和活动，整个世界观发生改变，深信自己所做的都微不足道、毫无用处。

矛盾的是，癌症恐怖症患者还回避咨询医生。事实上，对他来说，去看医生就是对真相的可怕揭露。去咨询专家更可怕，因为身体检查的一系列措施似乎都是为了揭示真相，而真相就是自己得的只能是癌症。癌症恐怖症患者因此加重身体的痛楚，继续保持着错误的想法，并采取一些不适当的反应。体育运动和娱乐活动一般受到限制；基本不对身体进行投资，身体被认为是生活的累赘，是敌人或叛徒。

雅克需要宽慰

雅克，47岁，自从他开始感到不安，就有强烈的产生精神因素生理病变趋势。他和孩子们的关系有待改善，正是在这样的背景下，他产生了对癌症的恐惧。他对我们说："四天前，我的喉咙很疼；使我烦恼的是，我发现自己不能下定决心去咨询医生。我某个身体部位不舒服时，就想跟你们说一下，让我得到宽慰，因为这样会让我更关注自己的身体，从而感到安心。但是我的关注也是病态的，因为一想到会得严重的疾病，我就感到很焦虑。同时,我发现去咨询医生后,我变得很宽心,因为癌症的威胁暂时远离我了。似乎是我自己在自寻烦恼。"

其实,雅克对自己身体的疼痛产生了恐惧反应。他凭着自己的主观感觉来理解疼痛,害怕"真相的揭示",害怕接下来会产生的痛苦;他在回避或推迟医生对疼痛的诊断。

治疗

很少有书涉及疾病恐怖症的治疗。认知行为疗法并不比其他心理治疗方法显得更有效。矛盾的是,松弛法常常使病人更加焦虑,因为这种方法使病人的注意力集中在身体的感知上。由此他们对自己的身体更加敏感。

呕吐恐怖症

呕吐恐怖症(源于希腊词"emein",意为呕吐)患者对呕吐产生一种病态、无法自控的厌恶。患者不愿提及呕吐,将这个话题视为"禁忌",听到这个词,就好像全身被一种"极度强大的情感"所侵袭。字典中对呕吐恐怖症的定义为"对呕吐病态的恐惧"。

呕吐恐怖症是我们平时很少听到的障碍症,但是这种恐怖症涉及的人很多,主要是青少年和成年人。呕吐恐怖症患者自我封闭,拒绝社交活动,回避一些生活中最基本的活动(如避免在他人面前就餐,回避食用很多令自己担心的食物,回避在食用东西后活动身体)。事实上,患者害怕任何可能引起呕吐的事件,如回避交通、有风险的食物(尤其是海鲜)、"酒会"、人群、搏击性运动;如果车上坐在身边的人在看书，他也会觉得不舒服；看到有人在呕吐，不管是在面前还是在屏幕上（电视或电影里），他都会感到不适。

呕吐恐怖症患者感觉自己很孤单，不被他人理解：

> "不管我们在做什么，去哪里，或跟谁在一起，这种恐惧在我们的日常生活中如影随形。我们无法控制这种长期的痛苦。它实在是太强大了，胜过我们，胜过一切……"

患者需要支持和治疗才能痊愈或管理自己的恐惧（接受恐惧不会完全消失的事实，但是足以让患者和恐惧和平相处）。然而，身边人常常忽视这个问题，拒绝接受患者的恐惧。呕吐恐怖症患者生活在持续的恐惧中，担心病情重新发作："这是一个可怕的恶性循环。"

为了平息焦虑发作，这种恐怖症还伴随着一些习惯动作，如一些常用的话和手势、祈祷。

从起因来看，呕吐恐怖症可以和某件令人反感的小事相关，也可能与某件严重的创伤性事件有关，如先前受到强奸或性侵犯。

引起焦虑的这件事情被集中在呕吐这个"焦点"上。

男性和女性都会患上呕吐恐怖症，心理上产生的痛苦和孤独常常不被重视，因为没有人"真的喜欢呕吐"。但是对于呕吐恐怖症来说，这并非短暂的恶心，而会成为日常生活中真正挥之不去的烦恼。

治疗

治疗主要包括引导患者循序渐进地直面引起恐惧的情境，首先在令人放心的背景下，其次逐渐结合对焦虑的管理训练。这种渐进暴露法可以减少恐惧反应，通过脱敏法消除恐惧。治疗的另一个重要方面是认知重构，这可以帮助病人辨别自己在判断上的错误,克服它们,重新审视它们和现实的关系。

牙科恐怖症

尽管一般来说,牙科恐怖症和恐血症、伤口及医院恐怖症有关联,但它也可以独自成病,大约 5% 的成年人有这个问题。不过,很难知道精确的人数,因为大家普遍的态度都是回避看牙医,即使这样做很危险。也许这一点可以解释为什么如今牙齿预防和治疗都越来越有成效,但是龋齿和口腔感染却依然存在。

让人产生各种幻想的地方

牙科恐怖症常常和牙医诊所的某些细节有关。我们在此引用一位女士的案例。开始接受治疗之前,她一看到牙医的白大褂就晕厥过去。牙医特意为她换下制服。后来,这位女士坦露:自从她孩提时接受扁桃体切除术开始,医生和护士穿的白色制服常常令她想起那场噩梦。同样,有些文章作者称曾见过军队里的士兵仅仅因为逃避牙科治疗而被送往军事法庭或被迫退伍。然而,在当今社会,逃避牙医并非长久之计,因为如今除了卫生保健,牙齿护理也成为了人们追求审美和舒适的需要。

从前的牙医

牙医是喜剧或恐怖故事中最有代表性的人物。在大家的刻板印象中,病人常常成为受害者,牙医常常成为刽子手。尽管极少有人承认害怕牙医,但很多人都会肌肉收缩、僵直,十分痛苦。面对病人夸张的痛楚,牙医常常束手无策。设备和技术改进的同时,越来越多的牙医经过培训,会在职业生涯中考虑病人的心理及和病人的关系。这样病人会认为牙医是令人放心的,从而让牙医获得信任。因此，恐惧与对牙医的信任度成反比。

治疗牙齿的同时治疗恐怖症

尽管要找到合作的牙医并利用其设备通常是可行的，但由于渐进人体暴露法的实施有难度，牙科恐怖症的治疗显得尤其困难。我们建议牙医将这种恐惧当作他们必须治疗的一部分，而不是职业生涯的一大障碍。

例如，让病人有一定的空间来控制仪器，好让他能自己停止仪器的运行，这一做法是有效的。因此，有个牙医在躺椅的扶手上安装了一个按钮开关。在使用牙钻的最初几分钟，几乎所有病人都会去按按钮；后来他们会"忘记"去按按钮。牙医也可以事先和病人商量好，在看到病人的手势后停止使用牙钻。

无论如何，病人应该了解治疗的流程，好通过自己的选择来改进暴露法的训练。牙医应该花时间去了解学习认知行为疗法（但不能替代心理治疗师），以帮助治疗有困难的病人或仅仅为了搞好和病人的关系。玛丽-克莱尔·泰里-于格利（Marie-Claire Théry Hugly）博士是牙齿口腔医学心理协会主席，她曾致力于研究牙医和病人的关系，提出了在牙医诊所进行良好交流的准则。她在一系列日常工作时遇到的案例中，给我们选择了三个最能说明问题的牙科恐怖症案例。

米歇尔因为恐惧而呕吐

米歇尔，11岁，牙齿错位和畸形严重，必须在校正牙齿治疗前先拔除乳牙和一些恒牙。但是三年来，尽管父母一直坚持,他还是拒绝接受治疗。需要说明的是,三年前,第一个牙医"出其不意"地成功拔除了米歇尔的一颗已经活动的乳牙,但是很可能没有进行局部麻醉,引起了疼痛。米歇尔的母亲跟我们说:"我们不应该让孩子受痛苦,即使只是五分钟,跟他讲五分钟很快过去,但五分钟的疼痛对于孩子来说是漫长的……"米歇尔没有跟我们说明真正的原因,但从那以后他始终都不肯去看牙医。他生病了,腹部疼痛,去看牙医的前一个星期无法入睡。当他妈妈最终成功将他拖到牙医诊所时,他大喊大叫,流汗,四处呕吐。不管是他爸爸还是妈妈陪着他来,不管牙医是男是女,也不管牙医是严厉还是宽容,一切都无济于事。每次都会发生这一幕,因此没有牙医愿意接受他。其中一个牙医最后让米歇尔住院治疗,通过全身麻醉拔除了三颗乳牙。他妈妈再次解释道:"牙科医生严厉地斥责了我们。本应该两颗两颗分阶段拔牙。总不能每次拔牙时都进行全身麻醉啊,这在医学上是违背常规的……"最后,为米歇尔成功拔牙的牙医对他实施了认知行为疗法(甚至包括后来拔除恒齿),据他妈妈讲:"恒齿的牙根非常深……"在手术前及手术期间使用的方法有渐进暴露法,通过松弛和人体暴露法来脱敏,重构认知,加强正面信息。现在米歇尔能微笑着独自一人平静地出入诊所。在排队时,他会画画。他会自豪地把牙齿作为"自己的战利品",拿给妈妈。正牙治疗正在继续进行。

　　米歇尔是典型的牙科恐怖症患者。恐怖症的症状似乎是经典条件反射理论中所说的习得了不适当的反应:第一次治疗对于孩子意味着真实的认知上的创伤性事件,随后紧接着不断发生越来越可怕的创伤性事件。米歇尔的家庭为了他的牙齿努力了三年。其回避行为十分明显,但并非是消极行为,因为他的妈妈为他做了决定后,他的回避行为表现为各种身体表现,其中包括呕吐,这使得牙医们不再接受他……妈妈对孩子恐怖症行为的强化起到了决定性作用。他妈妈讲自己从来没有想过牙科恐怖症的问题,因为她"自己的牙齿很棒,从来没有看过牙医"。因此她无意中为他儿子"组织"了各种斗争的过程,从这个牙医换到那个牙医,越来越感受到孩子的焦虑,对使用全身麻醉产生负罪感,不断地和别人重复:"牙根很深,要拔得很深……"

娜塔莉和女巫

娜塔莉,9 岁,因为需要切除舌系带而呆在一家口腔外科中心。舌系带太短,导致颌部畸形发育。一年前,娜塔莉见过一位外科医生,医生对她讲:"动舌系带会很疼,会流血,会冒烟(可能是暗示着电动手术刀……);必须进行全身麻醉……"她的父母想到这么严重的手术——"要割了我女儿的舌头"——和娜塔莉一样感到害怕不安。娜塔莉完全采取回避行为:经常推迟约定的时间,忘记回复牙科医生的电话,拒绝接触和医学有关的任何东西。这种情况拖了好久,直到有一天,牙科医生把她送到我们这里。我们第一次见到娜塔莉时,她很安静又很沮丧呆滞,嘴唇紧闭,目光斜向别处,脸部牵缩,低着头,蜷缩着身体,双手交叉,手指僵直。在此期间,她开始自己的想象。在功能分析期间,娜塔莉这样描述了她的梦魇:

→ 棕色头发的外科医生是"最坏的恶魔":"你无力反抗,你被绑了起来,哈哈哈……";

→ 金色头发的牙医是"最丑陋的女巫":"我们是来毒死你的,嘿嘿嘿……";

→ 而可怜的娜塔莉,带着流血的舌头在一座坟墓里,墓顶上坐着"幽灵般的"牙医。

对恐怖症的治疗在手术前进行了两次,在手术期间进行了一次。采用的是认知行为疗法,通过娜塔莉描述的画面,利用松弛法来缓解在手术前和手术中产生的焦虑,同时使用脱敏法让患者在想象中和真实环境中度过这次手术。手术后患者将学习一种新的本体感受。最后我们让娜塔莉形成新的画面:

→ 恶魔般的外科医生转变成为"牧师";

→ 女巫牙医变成手持魔法棒的"仙女";

→ 娜塔莉是微笑的"天使",坦然掌控着局势。

与前面的案例相反,娜塔莉的焦虑反应表现为全身僵直,这在孩子身上十分常见。这个案例也一样,恐怖症由一次创伤性事件引起,因为模仿父母的消极态度和回避行为而得到强化。娜塔莉的父母和米歇尔的父母态度行为则刚好相反,但结果却是一样的。然而,利用孩子描述的画面所揭示的认知情况,问题可以很快得到解决。

洛朗斯的"无嘴人的故事"

洛朗斯,30 岁,来我们这里进行牙科咨询。她个头小小的,棕色头发,身体蜷缩着,穿着没有刻意打扮,呼吸急促,几乎要崩溃的样子,一副难以接近的表情,脸色苍白,双眼下垂,薄薄的嘴唇紧绷。一年来,洛朗斯的白齿越来越常受到感染,连续使用的抗生素显得越来越没有效果,最后不得不将牙齿拔除。然而,洛朗斯患有牙科恐怖症,拒绝任何拔牙的想法,甚至都不能进行全身麻醉,因为还有很多其他问题需要紧急治疗。我们因此开出了大剂量的二期抗生素进行 10 天的治疗,紧接着打算尽快过渡到认知行为疗法。

　　洛朗斯是美术专业的学生,撰写完成了一篇关于非洲艺术的相当专业的博士论文。她和一个普普通通的男人在一起同居了十年。男人没她那么有文化,但是欣赏她、关注她。在会谈过程中,功能分析显示:

→ 13 岁开始,尽管常常牙疼和牙齿感染,洛朗斯再也没有踏进牙医诊所。

→ 只要一想到牙医诊所(候诊室、扶手椅、张开嘴),她就会产生窒息的感觉,"心跳得厉害""两条腿开始打退堂鼓",她会因此而哭。

→ 最后几次牙科治疗追溯到在布里扬松市的童年,和一场痛苦的回忆相关联。那年她 13 岁,她的一个朋友在看牙医时吞下"钢钉"而"差点死掉";洛朗斯受到了严重的打击。

→ 洛朗斯说:三年来,因为对性的厌恶及产生的女子性交疼痛问题,她接受了生殖问题的精神分析治疗,但是没有效果;她无法忍受任何性行为,也从来不接吻。

→ 三年来,她的男友陪着她定期去接受前面所说的咨询,因为她无法一个人出门；事实上，洛朗斯还患有广场恐怖症，几乎不怎么出门，尤其是不去街上，即使有人陪着也不去。她再也没有看望过布里扬松市的家人。

→ 最后，洛朗斯还患有社交恐惧，这使情况更加复杂；她无法和任何非家庭成员交谈；例如，我们知道她尤其不能跟她的博士论文导师交谈。

当看到洛朗斯六年前的作品时，我们不难发现其障碍症的主要因素：

→ 第一幅作品显示，一双眼睛正在观察"一群与周围熟悉的环境格格不入的人"，眼睛的上面是一张半开的嘴；

→ 第二幅作品展示的是关系发展中的情侣，画面的中心赫然一张血盆大口；这幅画首先命名为"我和我的嘴"，后来更名为"我的婚姻"；

→ 最后是一系列照片，讲述了"无嘴人的故事"。

认知行为疗法刚进行了几个月，牙科恐怖症就消失了。三个月后，成功实施了拔牙手术，并且那一年还进行了其他方面的牙科治疗。我们使用的是同样的方法：伴随松弛和暴露的系统脱敏法、渐进人体暴露法、认知重构。洛朗斯现在会使用唇彩，还告诉我们她会亲吻自己的男友了。她现在画"闪光的牙齿"，确确实实地证明在她的认知中，坚固的牙齿在阳光下闪着光环，阳光在牙根间移动，好像土地中的种子正在发芽一样……接下去的两年内，认知行为疗法仍在继续，重点集中在嘴巴和嘴巴的功能上。牙科恐怖症离她远去，她继续治疗其他的障碍症……如今，她经常召开讲座；她找到了工作，并且自己一个人开车；她刚刚和自己的男友结婚，正在备孕……

吞咽恐怖症

吞咽恐怖症的特点在于恐惧并回避吞咽固体甚至液体食物。此类恐怖症患者会逐渐消瘦。当他们进食的时候，会选择一些"没有危险的"食物，并要在安全的环境中进食，最后还需要其他人陪伴，以防自己因为吞咽食物而呼吸困难。大多数病人确实曾经被食物噎过，但是没有造成严重的后果，他们因此习得了这种恐怖症。因为在收音机或电视上听说有人在吞咽过程中发生严重的事故，有些人会借此发展出这种恐怖症，尤其是成年人。在文献报告中，所有患有吞咽恐怖症的儿童和青少年身上都会有突然发生窒息问题。而且，我们可以发现，一些疾病使得病人在最初几年不能食用某些食物，病人因此厌恶这些食物。在学习进食的关键时期，经验的缺乏会加强对吞咽的恐惧。有些文章作者认为，吞咽恐怖症是心理上厌食的先期表现，但大多数病人（尤其是儿童与青少年）并没有表现出厌食的症状。杰夫和辛格尔是两位美国的临床专家，他们在 1989 年得出结论，吞咽恐怖症是一种完整的恐怖症，它并不是因为担心体重而引起的进食障碍。根据经验，我们可以说这种恐怖症比我们想象的要常见。

艾米丽回避固体食物

艾米丽，5 岁，五个月来她拒绝吃进某些固体食物。此前，她因为一块奶酪而差点窒息，但没有造成什么后果，也没有去看医生。只是第二天面对食物的时候，她表现出一些焦虑行为。她开始完全回避固体食物，害怕再次窒息。她的父母十分耐心和坚持地鼓励她吃了一些，但没有强迫她即刻咽下。当艾米丽感到太焦虑时，父母允许她将食物吐掉。她妈妈跟我们说："我能理解女儿的感受。我自己很怕去海里玩水，因为我会想象自己被海水冲走，会感到惊恐、不知所措，并做出傻事来，我担心因为恐慌而使自己身处险境。只有在大家留给我时间让我平息自己的恐惧后，我才能去海里游泳。我不能忍受别人粗鲁地待我。"

来咨询的那一天，艾米丽咽下了一些固体食物；她并没有消瘦下去，而且自己也知道要慢慢地让饮食多样化。妈妈自身的恐怖症经历使得艾米丽可以慢慢地恢复饮食。恐惧是要长期斗争的敌人。需要指出的是，要拒绝的是恐惧行为本身。艾米丽从来没有受到训斥或粗暴的对待。从心理学角度上讲，我们留给她一定的时间来讨厌自己的恐怖症，寻找与恐惧斗争的盟友，并且理解正常饮食的必要性。因为艾米丽父母正确而有效的态度，我们并没有要求进行随访。

通常，针对吞咽恐怖症的治疗要有序进行。首先，恐怖症引起的行为被认为是生活的障碍，因此需要尽快解决，恐惧行为的象征意义可以先搁置一边。从医学角度讲，身体急需营养，所以要恢复病人的信心，让他做出正常的反应，如吃东西时不去想吞咽的那一刻，这是人的自动反应。因此我们认为病人形成了一种固着，应该转移他的注意力，吞咽的时候不再执着地去观察自己。

在一些大型科研会议上，我们介绍了很多吞咽恐怖症患者的治疗情况。病人总是面对同样的问题：这种行为意味着什么？是否是厌食症的前兆？还是害怕和自己珍惜的人生离死别？通过对大多数病人的随访（平均为恐怖症治疗后的九年内），我们相信这种恐怖症有自身的特点，即经历过创伤性事件并失去对身体的自我控制。我们在象征方面的研究没有取得成果。我们并没有发现这种恐怖症背后隐藏的信息，因为病人们都能顺利生活，他们脑海中唯一的信息就是如何治疗一种恐怖症：逐渐接近恐怖症，对它产生厌恶，直到足以形成克服它的计划，并留给自己足够的时间与它作斗争。

厌食并非恐怖症

杂志上常常提到"食物恐怖症"。自从发生疯牛病和其他食品安全问题，人们对食品这个基本领域越来越缺乏安全感，这使有些人产生焦虑和怀疑，也有些人滥用"恐怖症"这个词。由于不断有人乱用词汇，恐怖症一词也可以用来指过敏现象或简单的厌恶情绪。如果我们身边的某个人对某种食物很抗拒，并非指他对这种食物"恐惧"到惊恐发作的地步……吞咽恐怖症是唯一与饮食相关的恐怖症。

当病人自己都无法描述自己的恐惧时（例如病人说："我看到一个红苹果，立马觉得喉咙紧绷，我就会觉得自己不可能吃掉它。"），临床医生更应该产生怀疑的态度。

到底这是食物恐怖症还是吞咽恐怖症？我们临床医生知道，并不存在食物恐怖症，仅仅是引起了厌食的反应。

"我无法食用某些食物。当我吃水煮蛋时，鸡蛋的结构让我受不了，我觉得自己在嚼塑料。"玛丽-安琪说道。她并不害怕自己在吃东西时发生意外、窒息或感到不适。她只是深深感到对食物的厌恶。同样，例如有些人会忍受不了桃子的结构，或不能去想动物

126

的肚肠，甚至不能去想奶酪！这种厌恶的反应并非是临床学意义上的恐怖症。食物恐怖症并不存在。

玛丽-帕斯卡尔与"肥肉恐怖症"

玛丽-帕斯卡尔对别人说她患有肥肉恐怖症。她既不能忍受肥肉的样子和气味，更不能忍受吃在嘴里稠稠的感觉。她觉得肥肉的气味会黏在身上，任何办法都无法消除。她会仔细地挑出食物中的任何肥肉，甚至不会放过"作为配料"的肥肉，如调味汤汁中的肥肉末或撒在蔬菜或面条上的难看的黄油。她还严格控制所有食物本身的脂肪含量，细心挑选食物。她不再吃肉，不吃家禽，更不吃所谓"带有脂肪"的鱼。奶酪以及大多数甜点的命运也一样。因为她的这些举动，几乎没有家人或朋友能邀请她去吃饭。玛丽-帕斯卡尔解释说，之所以害怕肥肉，是因为她感到肥肉对人体有害。她看上去很虚弱、毫无活力，甚至无法思考……

这并非是因为她"害怕肥肉"就得了恐怖症……这是深思熟虑后采取的大量的回避行为。对这个姑娘来说，拒绝肥肉是她为了体现自身价值、实现"健康生活"、保持出色思想的一种选择。

卡丽娜厌食

卡丽娜前来咨询她的食物恐怖症。几个月来，她再也不想吃东西，甚至无法忍受和食物的任何接触。然而，如果是她身边的人准备的食物，她则可以毫不费劲地进食。

和这个姑娘进行深入的交谈后，我们发现，那些稠汁会流到手上的东西令她无法忍受，例如在削水果或剥水果时，在碰到煮过的蔬菜时，在切像番茄这样的蔬菜时。其实，这是一种真正的恐怖症，对多汁物体的恐惧。

厌恶还是恐惧？

皮埃尔-亨利与绿色的食物

皮埃尔-亨利，8岁。接到护士的电话后，他的祖父匆匆赶来教室将他接走。刚刚走出学校，皮埃尔-亨利就开始痉挛，把午餐吃的东西吐了出来，其中有当天食堂准备的菠菜。孩子觉得正是这些菠菜使他不适和呕吐。从那时起，菠菜就不能出现在他眼前，后来这种恐惧蔓延至所有绿色的食物，如卷心菜、青瓜、四季豆等。

这是我们在任何家庭都可能会看到的典型例子，它说明了大多数厌食症的习得方式。在法国，每个人平均会有四到五种十分厌恶的食物。在大多数案例中，对某种食物的厌恶从小时候开始，通常在6至12岁间。心理学家一致认为这种厌恶是通过条件反射习得的。从这一点来看，它和恐怖症确实有相似之处，只不过对某种食物的厌恶在儿童时期习得。这些食物在儿童后来的生活中还会多次出现。经常看到别人吃这些东西且没有生病，儿童会逐渐克服这种厌恶，直至最后消失。

"过敏"反应

需要一提的是一些对草莓、花生或含味精菜肴的"过敏"反应。在这种情况下，食物确实会引起严重的人体反应，甚至需要抢救，有时不幸地导致死亡。这确实是一种过敏反应，就像我们被有些昆虫叮咬后也会产生过敏一样。引起身体痛苦的变态反应越来越被人们所认识，同时我们发现越来越多儿童和青少年对某些食物过敏。除了需要治疗，根除食物中的变态反应源之外，患者还会发展出焦虑反应，就像任何一件创伤性事件后会产生应激反应一样。

因为对他人的模仿及语言的乱用，我们常常会讲食物"恐怖症"。其实，这常常来自儿童时期的经验，但完全是自发性可逆的。它引起的往往是间接的恐惧，如对触摸的恐惧，以及因为过敏反应对某种食物的预期性焦虑。然而，年轻病人身上常见的对肥肉或糖的恐惧，则更多的是因为对卫生保健或审美的过分考虑，和恐怖症没有丝毫关系。

行走恐怖症

27%的老人会跌倒，并可能带来严重的生理和心理后果。恐惧往往在跌倒过程中突如其来，使他们对自己的能力失去信心，恐惧从而扩展到所有活动的情境。患者会变得消极，将自己关在家里，甚至陷入抑郁。在独处的老年人那里，往往过了很长一段时间才开始治疗。所以老人在跌倒之后陷入恶性循环，变得脆弱沮丧，再也不出门，对什么都提不起兴趣（例如穿衣服或其他活动），往往是邻居发现这些情况之后通知我们前来帮助治疗。对这些病人的治疗需要持续几个星期。最基本的是治疗焦虑，接着在治疗师的帮助下重新学习行走（35％的患者表示害怕再次跌倒）。面对行走能力的丧失，首先要进行医学检查，以排除各种身体上的病因。

从害怕跌倒到丧失行走能力

据我们估计，30％至50％的65岁以上的老人会每年跌倒一次，这就意味着在法国每年发生的跌跤事件就有两百万次之多。1981年，美国针对125件在家跌倒的意外进行研究，发现其中25％的事件导致死亡，其死亡率是同年龄、同性别老年人死亡率的4倍。1984年，图卢兹的医疗中心指出，295位因跌倒住院治疗的老年人中，18％的人短暂地失去自主能力，39％的人需要安排进疗养院。最近，美法两国合作进行了一项持续两年的纵向研究，研究对象是613位在家生活的老人。女性跌倒的频率较高，也较为严重。80岁女性的跌倒风险是其他人的3.9倍，活跃的老人跌倒的风险更高。35％的老人表示害怕自己再次跌倒，表现出跌倒后综合征。在这些老人身上，我们观察到他们的活动大大减少。与其说老人的活动受限是因为跌倒，倒不如说是因为担心跌倒。

亟须扭转老人自认为退化的态度

我们知道老年人跌倒会产生连锁影响，甚至导致死亡，如肋骨、颈部和股骨骨折、伤口、急性硬膜外血肿、急性硬膜下血肿、痛楚，生理上和心理上可能会产生抑郁和/或焦虑的病症。所以应该认识可能引起跌倒的病因。首先要对心律失常、直立性低血压、癫痫症、医源性疾病等做出诊断。在跌倒一次或多次之后，老年人很容易感到恐惧。这是全凭个人经验形成的恐惧，因为一件或几件具体的事件产生。老人因此失去对自己的信心。恐惧会使老人抽搐，可能影响自己身体的平衡。从身体功能来看，如果这种恐惧走向极端，并且蔓延到任何活动，使老人自认为退化，并失去自主能力，我们则可以称之为恐怖症。

加布里埃勒无法行走

加布里埃勒，57岁，在一位救护车司机的搀扶下艰难地来到我们的咨询中心。她步履缓慢、犹豫不决，在走廊上歇了多次。走进办公室时，她十分紧张，充满警觉。她说不知道自己还能不能站立。看起来她都无法自己回家了。她在企业里担任经理秘书，三个月前，这些病症突然出现。一开始，她感到自己很虚弱，于是减少了出门的次数，并且再也没有开车，甚至再也不能独自行走。很快，她只有用力挽住丈夫的手臂才能行走，后来她借助一根拐杖支撑，最后就不再出门，甚至在家里也不走动。她曾住院治疗，没有发现神经系统的疾病，也没有其他原因可以解释这突如其来的症状。通过回顾加布里埃勒最近的生活，我们发现她六个月前在上班途中跌倒过一次。匆匆将文件送去给老板时，她从楼梯上滚了下来。因为严重挫伤，她暂停工作休息了一个星期。X光照片显示没有任何骨折。加布里埃勒说她当时没有时间感到害怕。工作回来后，她感到一种反常的紧张，甚至呆在家里、散步、做园艺或购物的时候，这种感觉都挥之不去。到哪里她都感觉不安全。她减少自己出行的次数，并且常常让别人陪着。她想了很多方法来避免出门、避免邀请朋友来家里，而且不和别人约会，尽可能把自己关在房间里。很快，从一个房间走到另一个房间也变得艰难起来，她只能扶着墙或拄着拐杖行走。她不知道该如何行走，最后只会在扶手椅和床之间走动一下。

加布里埃勒这个痛苦的故事说明行走恐怖症如何突如其来。会谈显示她的焦虑已经持续了一段时间，尤其在工作场合，因为公司正在调整结构。在楼梯上摔倒的同时，她极有可能已经感到紧张和焦虑，后来这种紧张和焦虑在行走（无论是在家里还是外面）的过程中一再出现。加布里埃勒记得自己那时开始颤抖，手心出汗，感觉十分虚弱，有时甚至在出门后很想折回。当她来向我们咨询时，她感觉自己的双腿丝毫没有力气，而且非常焦虑，脸上流汗，心跳很快。但是加布里埃勒是幸运的，因为丈夫和孩子十分支持她，很快让她入院治疗，进行全身检查。

众多相关恐怖症并存

夏尔：一切都会引起恐惧！

夏尔，37 岁，因为开车恐怖症前来咨询。他是企业高管，结婚已经 8 年，夫妻恩爱。恐怖症可以追溯到十来年之前。他先是在高速公路上超车时感到焦虑，后来在非城市道路上开车时也会感到恐惧。对惊恐发作的预期让他做出全面的回避。两年前，通过抗抑郁和抗焦虑药物的治疗，症状得到缓解。夏尔一直保持着这种治疗方式，但是并没有进行心理治疗。后来他搬了一次家，病情再次发作，于是在一位朋友的建议下，他决定接受认知行为疗法。

通过对最初几次会谈进行功能分析，我们发现他有焦虑和恐惧综合征。除了开车恐怖症和惊恐发作，他还表现出很多广场恐怖症的症状，如对未知公共场合的恐惧、对人群的恐惧、对飞机、轮船的恐惧等。而且我们还发现了社交恐惧的症状，对他人的目光和评价感到十分焦虑。

在对他的病情进行概念化后，我们先从惊恐发作和广场恐怖症的治疗入手。

第一阶段（1～4个月）

首先进行行为训练：松弛、学习惊恐发作时的自控技巧、建立暴露情境分级表。最初的症状得到缓解。夏尔现在可以超车，几乎能自由自在地出行，与此同时，惊恐发作的频率也大大降低（90%）。

第二阶段

开始认知重构。每隔4～6周进行一次咨询，如果条件不允许或发生意外，间隔时间可以更长。

第三阶段

对图式进行重构（治疗时间为5～18个月）。

一系列图式会逐渐诞生，如有关控制的图式、有关判断的图式、与焦虑预期相关的脆弱性的图式，其次是如何对待他人评价的图式。

在这个案例中，多种恐怖症并存的病人需要更长期的治疗，并且需要按顺序、分级别进行。

重　点

1. 一般来说，某种刺激（物体、情境）引起的恐惧反应称之为恐怖症，当然它还需要满足以下条件：

→ 恐惧反应过分夸张；

→ 恐惧反应持续时间长；

→ 恐惧反应使人回避引起焦虑的刺激；

→ 恐惧反应干扰个人正常发展，并促进焦虑预期的发展。

2. 最常见的是动物恐怖症，尤其是在女性身上，75％至90％的女性有动物恐怖症。

3. 10％的人口患有飞机恐怖症。

4. 恐血症与其他恐怖症的区别在于患者一看到血就会失去意识。

5. 5％的成人患有牙科恐怖症。

6. 水恐怖症是儿童身上最常见的恐怖症，但是很多成年人也有此类恐怖症。

7. 呕吐恐怖症、吞咽恐怖症和对食物的恐惧非常相似，应该好好区分。

第六章
综合恐怖症

    当惊恐发作是由明显的刺激(如狗、飞机、血等)或特殊的情境(如工作、约会迟到等)引起,那么此人患的是特定恐怖症。此类患者会采取回避行为。然而,尽管他们感受到强烈的恐惧,还是可以接受经历一些不可回避的情境。正如我们在上一章(第五章)所详细介绍的,常见的特定恐怖症有恐血症、恐高症、细菌恐怖症、蜘蛛恐怖症、飞机恐怖症、呕吐恐怖症和电梯恐怖症。

    而最典型的综合恐怖症是广场恐怖症和社交恐惧。

    广场恐怖症要么是因为处在无法求助的情境或地点,要么是因为独自处在室内或人群中而产生恐惧。目前为止这是最阻碍个人生活的恐怖症,它会限制病人的出行,或需要有人陪伴才能出门。

    而社交恐惧的恐惧则是因为担心丢脸或被他人批评、指责或鄙视。典型的病人害怕自己发抖的双手或声音被别人发现,自己脸红被别人看到,或其他任何显示自己焦虑的信号被别人觉察,认为这会使他变得脆弱、疯狂或愚蠢。

    现在让我们更详细地来了解这两种恐怖症。

伴随惊恐发作的广场恐怖症

广场恐怖症是因为走到某个不熟悉的场合，尤其是空旷场合而产生的不合理的恐惧。4％的法国人患有此类恐怖症。广场恐怖症常常伴随着惊恐发作。

引起广场恐怖症的最常见情境包括街道、广场、花园、公园等。通过反应（担心惊恐发作），患者会逃避这些引起焦虑的场合，最后将自己封闭起来，没有能力离开家门。

根据 ECA 所做的一项大型流行病调查，伴随惊恐发作的广场恐怖症发病率大约高达三分之一（Klerman，1991）。但是惊恐发作和广场恐怖症在发作时间上的先后顺序还没有达成共识。有些专家（如克莱因）认为是惊恐发作引起了回避行为，甚至引起了广场恐怖症。而有些专家（如马克斯）则认为恐怖症最先发生，其次产生惊恐发作这一并发症。

贝尔纳：毁灭性的惊恐发作

一天，贝尔纳去上班，然后发生了惊恐发作。那天早上，他起晚了，没吃东西就出门，随着人群涌入地铁站。在下台阶的时候，他感到阵阵心悸，在月台上感到窒息、头晕、头疼。他疯了似地跑回街上，走进出口附近的一家咖啡馆。在那里，他感觉自己都无法站立，似乎就要撒手人寰。有人叫来消防员将他送去看急诊，但是全身检查后发现一切正常。他从此再也无法乘坐地铁。从那以后，他需要每天早起一会儿，自己开车去上班,但他又无法忍受堵车。他觉得自己越来越累,多次中断自己的工作。焦虑逐渐侵入他的生活,他无法去电影院和商场,无法"出门"。人群、人行道上与他擦肩而过的行人,这一切都让他无法忍受。幸运的是他在离家 300 米的地方找到了一份工作。但是这些情况还在继续。他已经两个星期没有出门。他的妻子带他前来咨询。

临床检查及住院观察的结果。

贝尔纳接受了胃镜检查,发现患有慢性胃炎。通过对肠功能的检查,怀疑他患有功能性结肠病;心血管的检查则发现没有神经传导和冠状疾病,心脏功能正常;最后,肺部和过敏病检查显示一切正常。

广场恐怖症的病因模型

我们将描述四种最常被引用的病因模型。

贝克的认知模型(Beck,1976,1985)

贝克认为,面对客观上并不危险的刺激时,病人主观上认为具有威胁性,此时焦虑会突然来临。由于病人在认识和行为上采取回避的策略,认为这样可以预防恐惧事件的突然发生,这些并不理智的想法就会持续。因为这种恐惧与实际不符,所以这些策略的主要影响就是让患者在消极的想法里越陷越深。焦虑又会加强感知到的危险,产生一系列恶性循环,使病情持续。

对身体和心理感知到的危险进行过度阐释,会对个人和周围环境产生影响。周围环境与长时记忆中的认知图式可能有关联。

认知图式是处理信息的系统，是个人成长和经验共同产生的结果。

正如贝克和埃默里（Beck et Emmery，1985）指出，惊恐发作患者的图式比较特别。他们选择的主要信息都围绕着惊恐发作引起的身体上（梗塞）、社交上（羞耻感）和心理上（疯狂、失控）的问题。

席汉的行为生物学模型（Sheehan et Sheehan，1982）

该模型描述了病情发展的六个阶段：

- 惊恐发作毫无征兆地突然发生，一开始并非由确切的外部刺激引起。然而生物学上存在某种物质，会使惊恐发作变得更加敏感。

- 惊恐发作相当于一个无条件的刺激，它巧合地与第一次惊恐发作的情景相联系。这种情境可能引起恐惧，患者因此发展出恐怖症（条件反射反应）。

- 在不同场合发生的惊恐发作使得引起恐惧的情境泛化。相似的惊恐发作不断发生，强化了患者的恐惧。

- 增加内感受条件反射的现象。例如，患者在惊恐发作时表现出心动过速，他会将任何心跳加速的现象当作是不幸事件的开端。

- 接下去的阶段表现出多种恐怖症，回避社交活动，害怕在公共场合发生惊恐发作。然后开始预期危险的情境，搜索那些可能引起惊恐发作的危险环境（如人群、幽闭的地方等）。患者错误地认为这些令人反感的信息十分强烈，无法控制，进一步证明自己需要越来越严密的保护。

- 回避可能发生的危险，这可以部分缓解焦虑，但是会强化对环境的消极预期（操作性条件反射）。

该模型的优点是从病人感知的生理现象或预期认知出发，解释病情的发展情况。

巴洛的伪惊恐模型(Barlow,1988)

1988年,巴洛提出一个交互模型。此模型强调惊恐障碍的不同起因。基于生理上的脆弱性,经历的消极事件可能引起应激反应(真实的惊恐),患者认为这种反应是严重的威胁。这类应激反应达到一定的强度,从而引起相似或不同的伪惊恐(最初的惊恐发作)。患者"认为"最初引发惊恐发作的事件无法预期(学习的惊恐),"认为"如果事件再次发生,自己就无法控制,从而产生心理上的脆弱性。患者自认为无力改变,只好逆来顺受。患者发展出一种焦虑的恐惧,注意力集中在未来可能发作的惊恐上。这种情感认知结构被储存在长时记忆中,这解释了为什么引起惊恐的事件结束后,患者不理智的行为还会持续。焦虑的自主神经或(和)认知症状,以及躯体症状会无法预料地引发学习来的惊恐。广场恐怖症的回避行为可能因此产生。当然起决定作用的是文化、社会和环境的因素,而且是否出现安全信号也会对此产生影响。

克拉克模型(Clark,1996)

克拉克认为,广场恐怖症的主要病因可能是因为主观上对刺激和身体感觉的理解要比事实更加危险,并认为这是危险临近或失去自控能力的先兆。

此外,病人还经常感觉自己无法控制焦虑症的症状和行为表现,这促使焦虑症的症状加重。因此,克拉克提出"连锁反应"一说。

惊恐发作由内部和外部的刺激引起。这些刺激被理解成危险迫近的征兆。这种主观理解又产生恐惧感,并伴有多种生理上的可怕感觉(死亡、失去自控能力)。病人因此变得超级警惕(害怕产生某些感觉），对一些普通人忽视的感觉变得敏感。这些感觉又进一步使他认为问题十分严重。他选择采取一些保障安全的行为，使得自己的理解一直保持消极的状态，最后导致广场恐怖症的回避行为。

功能分析的最初几次会谈过程中，医生会对广场恐怖症的病因做出假设。在理解病因后，再采取药物和心理治疗方法。

社 交 恐 惧

社交恐惧十分多样化（估计 3％至 13％的人患有社交恐惧），它可以是面对某种情境时感到压迫（赧颜恐惧：害怕在公共场合脸红），也可能完全妨碍社交生活，使人无法走出家门。因此，社交焦虑会引起某种障碍症，如腼腆、社交恐惧甚至回避型人格障碍。

社交恐惧的特征是对社交情境或个人表现感到强烈的恐惧。在临床案例中，如果病人恐惧不止一种社交情境，则称之为广泛性社交恐惧。与此相反，特殊社交恐惧则针对某个特定的情境，如在公共场合发言（Mirabel-Sarron，2010）。

特殊社交恐惧在人的一生中出现较晚，其共病率和对社交生活的阻碍相对较低。然而，它可能会发展成广泛性社交恐惧症（Berghändler et al.，2007）。广泛性社交恐惧涉及大多数社交情境，常常对社交和职业生涯带来严重的后果。它的出现相对较早，并逐渐严重起来，如引起恐惧的情境越来越多，共病率增加，对社交生活阻碍加重。社交恐惧是最常见的心理障碍症之一。6 岁的儿童就会患有此病，其发病率随着年龄的增长而增加（Vera，2009）。

社交恐惧患者的症状很多,下面我们部分举例:

- 焦虑,有时伴有惊恐发作;
- 遇到恐惧的情境前做出焦虑性预期;
- 身处一小拨人中间时,感到强烈的焦虑;
- 双手、双腿或声音颤抖;
- 脸红;
- 大量流汗;
- 害怕他人的目光及负面的评价;
- 害怕结巴和脸红;
- 害怕被他人认为自己疯狂、脆弱或愚蠢;
- 害怕不能引起他人关注;
- 倾向于回避感到尴尬的社交情境(孤立)。

任何社交情境都可能引起焦虑。霍尔特(Holt,1992)及其同事将情境分为四大类:

- 正式场合发言及互动:课堂、讲座、会议(70%的情况);
- 非正式场合发言及互动:面对陌生人、与不亲密的人进餐、受邀参加没有熟人的聚会(46%的情况);
- 自我肯定:表达不同意见和不满、拒绝、提出要求、给出意见、回复他人的指责……(31%的情况)
- 他人目光:在他人的目光下完成任务、吃饭、喝东西、走路等(22%的情况)。

当病人面对引起恐惧的情境时,首先会产生躯体的症状(颤抖、感觉地面晃动、肌肉疼痛、发热、疲劳、窒息感、心动过速、口干舌燥、流汗、肠胃不适、脸红、羞愧……)。病人努力使这些症状不被别人察觉。受到社交焦虑的负面影响,病人失去认知机能。因为过度担心自己太可笑，病人变得局促不安。这引起恶性循环，糟糕的个人表现进一步使病人认为回避恐惧情境是正确的（Vera in Samuel-Lajeunesse Mirabel-Sarron，Vera Mehran；2004）。

恐惧他人的妮科尔

妮科尔告诉我们，她对别人充满恐惧。她因此选择了一份离群索居的职业——档案保管员，但这份职业也变得过于艰难。因为无法维持与上司的人际关系，她已经一年半没有工作。她现在一个人生活在自己的单身公寓里。出门时，她也不和任何人接触。她说：“我不知道该怎么办。”“我感到害怕。”

社交恐惧可能和单一恐怖症相联系，例如担心独自开车是因为不敢想象汽车熄火或抛锚阻碍交通时该怎么处理。怎么向他人寻求帮助？自己是否值得他人帮助？

不同寻常的腼腆

区别社交恐惧和适度的腼腆十分重要。腼腆并非是病理学上的行为，在儿童和青少年身上十分常见。即使自己很有意愿，也不敢在群体中讲话，不敢参与体育和文化活动，这并不构成社交恐惧。社交恐惧和腼腆不同，会引起强烈的焦虑；它会对生活造成困扰，严重危害情感、学业和工作。然而，据我们所知，只有四分之一的病人会因为社交恐惧而去咨询专业的精神病科医生。

关于自我评价

交际能力方面的障碍会引起负面的自我评价。自我评价指对自己的判断和看法。为了满足自己的需求，个人会根据对自身的接受程度和评价而衡量行为结果、自己的才能、能力、灵敏度和行为。对自身进行正面评价、自我认同还是自我否定，不同的态度表示个人对自身能力和重要性的评价程度不同。因此，自我评价低的人认为自己没有能力，低人一等。他自我感觉无法面对社交引起的压力。临床医学上，在社交情境中感受到的这种压力被称为"社交焦虑"。

强烈的无能感

社交恐惧是一种失去理性的恐惧。每当暴露于他人注视的目光中，病人会表现出这种恐惧。病人会过分胆怯，出于焦虑，他会预期和别人的对话，甚至和朋友的对话，因为他害怕沉默（"我必须说点什么，不然别人会以为我和他在一起很无聊"）。如果可能有人要打电话向他求助，他会焦虑地等着电话（"我该怎么拒绝他呢？他会认为我很自私的"）。事实上，他坚信自己无法做出合适的社交行为（"我不知道该怎么面对别人"）。

害怕别人是因为害怕被嘲笑

在儿童期接近尾声或青春期开始的时候，社交恐惧逐渐产生。青少年的行为会受到抑制，回避他人目光。在学校食堂，如果他们认为有人注视着自己，就会感到恶心或喉咙打结，无法咽下东西。他们担心自己会打翻玻璃杯，害怕自己拿着刀叉或杯子的双手颤抖。上课时，他们躲在教室的后面，担心自己被提问，害怕走到讲台上，害怕"说出蠢话"而被别人嘲笑。他们很少有朋友，如果在社交情境中落单，就会觉得被他人遗弃。他们渴望和别人建立联系，但是认为自己无法和他人展开对话，不敢自己采取主动。他们长期处于沮丧之中，特别欣赏那些举止自如的人。一般来讲，当他们面对更加腼腆的青少年时，其社交焦虑会得到缓解；这种情况下，他们会表现正常，认为自己没有被别人评判。但总的来说，他们会仅仅因为不知道"说什么"而拒绝他人邀请，并限制自己的社交生活。人际关系和活动范围（聚会、工作会议、培训、娱乐活动中心、公共交通……）是引起焦虑的两大主要刺激。他们的身体会感到强烈的焦虑，提早准备好诗歌的朗诵或讲话。在"可能要经历的情境"发生的前一晚，他们的睡眠受到影响。

众多共病

社交恐惧常常和其他精神障碍共病（根据 Tyrer et al.，1999）。

表 6.1　共病率

回避型人格	58%	广泛性焦虑症	13%
创伤后应激障碍	16%	酗酒	24%
抑郁	37%	惊恐障碍	13%
甲状腺机能障碍	15%	广场恐怖症	23%
单一恐怖症	30%		

多种并发症

生理病症有颤抖、感觉地面摇晃、肌肉疼痛、发热、易疲劳、窒息感、心动过速、口干舌燥，这些与运动紧张和自主神经活动过度有关。

行为病症基本表现为回避或逃避行为。

即使对衣服有明确的喜好，社交恐惧患者会为了不被他人注意，而选择那些不起眼的颜色和款式。他们认为不可在外表上花太多心思而使外表太惹眼。任何显眼的举动都是不允许的，因此总是同一款发型，同一种风格的衣服……有时，身体畸形恐怖症的经验伴随着社交焦虑，例如在患者眼里，太长的鼻子或卷曲的头发都进一步说明自己不该和他人讲话。社交恐惧患者总是害怕别人关注他，害怕自己被嘲笑。例如，在公共交通工具上，患者会拒绝坐在其他乘客的对面，也会回避和身边的人或朋友说话，以免被别人看见或听到。

与焦虑性预期相关的**认知病症**表现为正常机能的强化，如自我意识或过度警觉。

大多数人在面对他人时，会产生自我觉察或自我意识这种正常的心理状态。我们会关注自己的感情、思维、想法和行为。这种状态可以使我们觉察自己的身心活动，从而使我们能够面对他人，认识自己，认识自己的个人习性。我们会对社交情境做出预期，担心自己做出丢脸或尴尬的行为。焦虑性的自我意识会使人自我贬低，如担心自己无法像别人一样在公共场合发言，担心自己无法维持与他人的对话。做出焦虑性预期的人很难调动自己的言语能力、实践能力、应对能力、思考能力、关联能力、观察能力和决定能力。焦虑性预期会使人对现实产生情感和认知上的恐惧。患者会回避那些曾经引起过焦虑的外部刺激。

成因模型

多重病因：生物学、心理学和环境

儿童心理学家认为社交恐惧患者倾向于特别关注自己行为中可以被他人注意到的方面；因此，他们将社交上的互动想象成一系列可以评估的行为，从而对情感经验造成损害。换句话说，患者几乎没有考虑社交互动伴随的情感（高兴、悲伤、愉悦），过分关注可以评估的外部行为。

马克斯认为，社交恐惧患者因为缺乏学习，很难采取令人满意的交际行为。患者因为害怕被他人评判，表现受到抑制，无法学习交际行为，也无法利用合适的人际关系工具。

班杜拉和罗森塔尔（Bandura et Rosenthal, 1977）的社会学习理论（第二章中的第七条原因）指出：恐怖症行为通过对（家庭或社会的）榜样的模仿而习得，或在无法直接观察榜样的情况下通过言语上的教育而习得。

特殊社交恐惧或广泛性社交恐惧

社交恐惧中最令人焦虑的情境有：

- 在公众场合发言。
- 感到他人反对自己。
- 在行为方式决定成败的事件中遭遇失败（如寻求帮助）。
- 工作时被他人观察。
- 看起来很可笑。

- 负责做决定。

- 交谈。

- 向别人表达自己的为难之处。

- 要求他人解释。

- 表达个人观点。

- 谈论自己。

对生活构成障碍

社交恐惧会对患者机能造成什么影响,该领域的研究尚未深入。与社交恐惧患者的临床会谈显示,社交焦虑严重妨碍患者的社交机能和智力,甚至使患者木僵,即在面对社交情境时,患者无法调动自己的智力(记忆、想象、联想)。一般而言,社交恐惧会持续,并在成年时得到强化。只有到大概 40 岁的时候,它才有可能消失。社交恐惧最主要的并发症为酗酒和抑郁。

抑郁的亚历克斯

"对我来说,见到其他同龄人并不是愉快的事情,这样一直到 10～12 岁。我并不会真的去回避他们,但是我也不会主动找他们,因为我没有发展出交流、对话、自我肯定和尊重别人的能力。在 12 岁左右,我开始意识到这个问题。

我开始觉得自己低人一等,认识到自己必须一直很努力地'让别人接受',认识到别人不会主动接近我。我感到羞愧,羞愧自己无法采取合适的行为融入他们。但同时,我渐渐放弃所有无所适从的社交情境,甚至回避电话,走在街上时低着头。我尤其感到抑郁,什么事情都无法展开。我越感到不适,我就越抑郁。"

社交恐惧常常会引起负面的自我评价,多年以后则会引起抑郁。如果社交恐惧不治愈,这种恶性循环就会再次发生。社交恐惧患者产生抑郁的风险要比普通人高出三倍。

16％至36％的社交恐惧患者依赖酒精或酗酒。

如何鉴定恐怖症

身体表现

紧张的动作	是	否
肌肉紧张	是	否
易动	是	否
脸部僵硬	是	否
直接与他人眼神接触	是	否
几乎完全回避他人目光	是	否

言语表达

病人能够交流

其意见	是	否
其思想	是	否
其感觉	是	否

在表达上述内容时是否因为焦虑而产生障碍?

是	否

引起焦虑的念头

在某动作或某事件发生前、发生时或发生后,病人是否会产生可能引起焦虑的想法? 例如:"我很紧张不安,所有人都会注意到的。"

是	否

自发产生的策略

试图应对引起焦虑的情境时,病人是否会采取可能有效但运用不当的策略?例如,患者打算在工作会议上发言,但是他只会在自己不感到疲惫的状态下进行(偶然因素)。在这种情况下,学习公众场合发言与事先准备演讲的技巧无关(治疗因素)。

人际关系背景

身边是否有人可以积极地支持病人的转变?

焦虑性预期的特殊性

鉴定这些因素有助于治疗策略的制定,因为治疗必须考虑到认知、行为和身体因素。

在社交恐惧的治疗方面,部分专家提出应该区分回避社交情境的患者及表现出生理病症和忧虑的患者。

根据主要的焦虑症状类型,可以提出不同的治疗方案。因此,与表现出生理病症(心动过速、发抖)的患者相比,松弛疗法和化学疗法对表现出行为病症(回避、逃避)的患者更有帮助。通过自我肯定的治疗方法,回避社交的患者有可能打破这一僵局。

从怯场到社交惊恐

路易:不只是怯场

路易,27岁,巴黎某音乐喜剧学院钢琴老师。他刚刚咨询过普通科医生。

"我在想，我来这里咨询是否真的合适……在候诊室看到的这些人看起来都处于紧张不安的状态中……我感到羞愧。是普通科医生建议我来向您咨询。某种忧虑一直在持续，似乎不会随着时间消退。上课时，我感到自己很有激情，我喜欢亲自给学生们演示几段，好让他们知道应该努力练习。但是如果演奏时，有父母来找学生，我就会受到干扰，就会弹错。我感觉他们在评判我，感觉他们会认为我是一个糟糕的老师。这很奇怪，我应该感到自信才对。我问他们孩子在家是否经常练习，并希望他们能回答说看到了自己孩子的进步。如果我的忧虑仅此而已，那倒也没什么。几个月前开始，每次音乐会的前夕，我会非常紧张。我想象自己坐在钢琴前，却完全无法动弹。我感觉自己的手指完全僵硬了……这就像我 15 岁时的情景。那时我认为自己无法告诉别人自己的不适，我老是想象自己口不择言，不能正确地说话。这不是简单的怯场，这感觉更加强烈。如果是怯场，我很容易就可以辨别。对我而言，小小的焦虑是我投入挑战的动力；我认为应该去寻找演奏的动力和快乐。一坐到钢琴前，我就会忘记一切……但是现在，我会在演奏前夕感到焦虑，睡不好觉，甚至会装病来回避音乐会。即使我知道自己还算优秀，我还是开始失去在公众面前演奏的快乐，我感到恐惧……"

路易的话很清楚地说明他从普通的怯场过渡到了恐惧反应。这种现象并不常见。一般而言，怯场可以变成挑战和兴奋。如果回避行为出现，则可能是社交恐惧。

在商业领域，社交恐惧比较容易辨别。很多人都知道怯场是情感的一部分，但是有些人不够敏锐和警惕，无法察觉出恐怖症的症状。

回避型人格障碍

部分专家认为，回避型人格障碍是社交恐惧最主要的并发症形式；另有专家认为，与社交恐惧相关联的是自主神经功能障碍。

回避型人格障碍是一种社交抑制方式，患者感觉自己无能，对他人的负面评价过度敏感。它在成年之初出现，受到不同环境因素的影响，至少会表现出以下症状中的四条：

1. 患者害怕被他人批评、反对或拒绝，从而回避工作上的社交活动，因为这些社交活动需要与他人建立重要的联系。

2. 患者犹豫是否和他人打交道，除非自己很肯定能得到他人赞赏。

3. 患者害怕丢脸和被嘲笑，即使与亲近的人交往也很谨慎。

4. 患者担心在社交情境中被批评或拒绝。

5. 因为无能感，患者在新的人际关系中受到抑制。

6. 患者认为自己缺乏社交能力，缺乏吸引力或低人一等。

7. 患者担心遭遇尴尬，尤其不愿冒险或投入新的活动。

学校恐怖症是社交恐惧吗？

从分离焦虑到学校恐怖症

因为焦虑而拒绝上学与分离焦虑相关联。因此一般来说，学校恐怖症涉及 12 岁以下的儿童,在他们身上常常发现引发焦虑的事件(疾病、死亡、转学、搬家)。分离焦虑指"个体与自己特别依赖的人(尤其是母亲)分离时产生的过分焦虑"。分离焦虑的特点为强度大、持续时间长,限制儿童的活动或干扰儿童的正常情感。分离焦虑可以脱离学校恐惧单独存在。在大多数情况下,有分离焦虑的儿童在亲人在场或不在场时,对某种学校环境产生恐惧反应。分离焦虑会使孩子的人际关系变得脆弱,使他们不会积极与他人建立关系。

例如,孩子害怕受邀去朋友家,害怕被迫离开自己家。

他们潜意识里会有与他人交往的渴望和愉悦,但是分离焦虑盖过了这些感觉。对社交的回避行为渐渐形成,使儿童很难自主生活。

对不当行为的恐惧

例如学校恐怖症患者过度担心被同学嘲笑冒犯。行为主义心理学者认为,首先要明确引起焦虑的刺激,如对作业感到惊恐、担心成绩太糟糕、对某些教材感到恐惧。根据学习理论,罗斯[*](Ross)认为社交恐惧是孩子在学校经历"创伤性"事件后习得的情感障碍(过度焦虑)。焦虑会干扰行为,患者采取回避的行为来缓解焦虑。他对自己的个人表现(害怕自己行为不当)感到忧虑。从诊断的角度来看,其行为属于社交恐惧。

广泛性社交恐惧

可能被他人关注的情境使患者感到过分恐惧,同时还担心自己在公众场合出丑。更确切地讲,他过分担心老师和同学的批评。我们在患有广泛性社交恐惧的儿童身上发现,不管他们的年龄多大,都缺乏社交能力。尽管这些儿童身上出现了社交焦虑(病理学意义上的腼腆),但老师和家庭成员的反馈则是同学十分接纳他们,他们的社交恐惧并不是由客观原因引起,也并非因为他人排挤而引起。

学校恐怖症的"持久性"取决于儿童的依赖性和自制能力的缺乏程度。

学校恐怖症

2％至5％的儿童患有学校恐怖症。该恐怖症的特点是拒绝上学并产生精神因素生理病变(没有理由的头疼或肚子疼)。这类病人大多是儿童,他们可能也会去学校,也可以和老师互动或和同学交谈。

患有学校恐怖症的儿童会以一种不合理的方式拒绝上学,如果"强迫"他们,则会产生强烈的焦虑反应或惊恐反应。然而,并非所有对上学的抗拒都构成恐怖症,哪怕这种抗拒十分强烈。

学校恐怖症这一命名并不准确

"学校恐怖症"这一术语可能引起混淆。父母可用这个词语来表示孩子对作业的反感;教师会用它来批评一些勉强来学校的孩子。这一术语由英国临床医生布罗德温(Broadwin)发明,用于区分部分逃学的孩子表现出明确、非典型的情况。1941年,"学校恐怖症"这一表达法得到其同行约翰逊(Johnson)

的认可，他也是该领域的先驱。其他专家则选择"抗拒学校"这一说法，因为它更灵活地表达了心理疾病形成的先决条件，而学校恐惧这一说法则可能掩盖不同的原因。1957年，约翰逊改变了自己最初的立场，并表示：

"学校恐怖症这一命名并不准确。它涉及更多的是分离焦虑。"例如，《精神疾病诊断与统计手册》中并没有将学校恐怖症单独分类，而只是将它作为分离焦虑障碍的一种并发症。在一些表现出社交恐惧的青少年身上，我们也能看到对学校的焦虑性回避。总而言之，"学校恐怖症"一词应该专门针对那些对上学表现出惊恐，而在假期没有任何问题的儿童。

辨别学校恐怖症

■ **儿童在上幼儿园时表现的焦虑反应并非学校恐怖症**，这种焦虑反应十分常见，几个星期内很快消退，大多数情况下都不会超过一个季度。一般而言，这类焦虑反应和其他恐惧（例如害怕黑暗或一个人在公寓走动）的出现相对应。有时我们能在学校恐怖症患者的病史中发现他们在幼儿园时期感到强烈持久的焦虑，在开学几个星期后都没有消失，而是一直持续，表现为常常缺课。

■ **学校恐怖症有别于精神分裂症患者代偿失调过程中产生的对学校的抗拒**。这种抗拒属于病人社交能力退化和日常动作障碍症的范畴。这种情况下病人对上学的恐惧是多种恐惧的表现之一。焦虑并不强烈，儿童能够解释和说明自己的恐惧，如他们缺乏动力，觉得自己做的一切毫无意义，想要"不一样的"

生活。他们对学校的抗拒并不强烈，也不经常。他们可以去一次学校，然后第二天又变得消沉，缺乏动力。

- **学校恐怖症有别于行为障碍**，或有别于儿童经常毫不愧疚地缺课，后者常常伴随着旷课、逃学或各种反社会行为，如偷窃、损坏公物，甚至侵犯他人。

学校恐怖症涉及的则是对分离和个人表现的焦虑，或广泛性社交焦虑。当面对引发焦虑的情境（如出发去学校）或对这些情境做出预期时，这些症状都会产生。有时跟孩子提及可能要去上学，就足以引起他们惊恐发作，但是有些恐惧在预期时并不会表现出来。

- **儿童会表现出一些很容易辨认的症状**，如强烈的烦恼，产生精神因素生理病变（恶心、呕吐、疼痛、腹泻、头疼）、自主神经障碍（恶心、流汗、心动过速），有时表现出真正的惊恐发作（哭泣、流汗、发抖、心动过速、心悸），并伴随着运动反应（烦躁不安、对试图说服或强制儿童去上学的成年人产生暴力行为、在上学路上表现出焦虑症状以逃避上学）。这些生理和情感上的反应伴随着恐惧表现，因此很难判断其中的合理因素（如害怕某个咄咄逼人或爱嘲笑人的老师、害怕同学、害怕脸红、害怕在体育课时当着大家的面脱衣服、害怕被提问）。总而言之，其理由不足以证明他抗拒上学的合理性。例如，他自己也认识到，即使咄咄逼人的老师鼓励他，想到上学时他还是感到焦虑。

- **观察儿童面对恐惧时的行为方式十分重要**。儿童会采取一系列的回避行为，以避开那些引起焦虑的情境，如在外面闲逛，并在放学时间回家，就好像自己去上学一样（在这种情况下，患者并不感到愉悦，恰恰相反，他会感到伤心、焦虑和愧疚）。除了这些引起紧张的情境，很多儿童会在假期承诺自己开学后会去上学，也确实为此做了准备，但是开学的日子一来，"一切又重新开始"。我们可以观察到，有些孩子为了回避上学，会采取一些危险的行为。

我们持续观察了一个 11 岁男孩在住院期间及出院后几个月内的情况。他为了让自己无法行走，毫不犹豫地打碎一个瓶子，并赤脚走在玻璃碎片上。

安德烈和自我肯定

安德烈受伤来到医院。他在儿童精神科住院治疗。几天后他跟我们解释，因为他的姓的发音很像一个骂人的词，因此被同学们嘲笑。他试着忍受，但实在忍无可忍，最后在同学面前哭了出来。他感觉自己很孤单，因为担心被嘲笑，也不敢主动和他人打交道。班里几个同学邀他一起玩，他也拒绝了，因为他不愿成为"凑数的"。我们建议安德烈和他家人在住院期间接受行为疗法，并约定出院后安德烈每天去上学半天，这样持续一个星期。然后安德烈要全天在学校上课。治疗师详细解释了这种治疗方法的不同阶段，并逐渐展开治疗。

1. 在教育中心上课，那里既有教师一对一的课程，也有集体性的课程。教师要求别人称呼他的全名，他也必须称呼其他孩子全名。

2. 学习对他人的嘲笑做出合适的反应，这是多次与治疗师进行自我肯定训练的目标。角色扮演是其中主要的治疗技巧：治疗师嘲笑安德烈，安德烈则尝试对此做出多种反应，直到他觉得自己找到了"最合适的反应"，并需要像卡住的碟片一样不断地重复该反应，直到让嘲笑者觉得疲倦为止。

3. 我们联系了学校，并要求和校长见面，目的是让安德烈自己解释想要慢慢恢复上学的计划。见面的时候，我们陪着他一同前往。校长几乎没有迟疑就答应了。我们又确定了恢复上学的日历表。回学校的第一天，安德烈非常担心，他不确定自己能否对他人的嘲笑做出治疗师那里学来的反应。医院的工作人员帮他下定了决心。"我不想再这样继续，我受够了。"安德烈如此说道。他父亲陪他去学校上半天课。

一个星期之后，安德烈回学校上学。因为他还要继续自我肯定的训练，我们也经常和他见面。他能像"碟片卡住"似地做出反应，但他受嘲笑时的自信和无所谓的态度却使别人神经紧张起来，他也因此感到窘迫。

下一阶段是出院后的随访。他父母认为，自我肯定的训练使他有点"承受不了"。安德烈还是经常不去上学。我们考虑到他父亲没有工作，就建议他接受精神分析，以更好地保护他的个性与自主能力的发展。我们其中一个从事精神分析的同事保证该治疗的进行。在心理治疗的同时，我们继续每半个月见一次安德烈，这样持续了一年。这样的目的是巩固自我肯定，并强化一些学习上的良好习惯。

这些不良行为显然不是不祥的征兆，而是持续严重的厌学行为的结果。由于多种身体上的病痛，儿童可能还会接受无用的身体检查，这会延迟诊断的时间。他们经常缺课或长期学业失败，放弃任何脑力劳动。有些甚至拒绝家庭作业。渐渐地，因为和同学相处时感到窘迫，他们开始和同学隔绝，放弃参加曾经投入很多精力的活动，并因此缩小自己的活动范围。焦虑性拒学常常伴有抑郁的并发症，可能发生以抑郁症为主的时期，也可能是抑郁还没有完全发作，患者还有感觉愉悦和自我评价的能力。

焦虑性拒学

➡ 焦虑性拒学并非统一的概念，也不是只有一种解释，而是综合了不同的心理病理学机制、病症和治疗方法的临床形式。大多数时候，同一个患者身上有多个机制共存。目前，大多数专家会区分没有分离焦虑的拒学和因为分离焦虑而引起的拒学。

➡ 焦虑性拒学的发病率还不清楚，根据研究显示，入学年龄的儿童身上其发病率在 0.3% 至 1.7% 之间不等。1970 年，有人对英国怀特岛上的 2 193 名 10~11 岁儿童进行调查，发现有精神障碍的儿童中，拒学的儿童不到 3%。但是目前该障碍症的发病率在增加，其原因可能是家庭对儿童学业更加重视，学生面临的竞争越来越激烈。

➡ 大多数专家认为，出现该障碍症的年龄在 11~13 岁，与学生进入中学的时间吻合；但另外还有两个发病率高的年龄段，即 5~7 岁上小学的年龄（极有可能是因为分离焦虑），还有 15 岁之后。

➡ 针对不同性别的儿童得出的数据有分歧，有时是男孩的焦虑性拒学比较严重,有时则是女孩比较严重。其实,在低龄阶段,女孩的焦虑性拒学比例较高。而在青少年时期,则是男孩较高。

➡ 总体来说,患有焦虑性拒学的儿童的智商处于正常或较高水平,为了学业成功付出很多努力,认为任何较为中等的成绩都是对自我形象的损害。但是,我们在那些有学习困难、学习效率不高和智力迟缓的儿童身上也发现了同样的症状。两者的心理病理学机制一样。

身边人的作用

家人或学校的老师、同学试着安慰、说服甚至惩罚这些儿童,并为此疲惫不堪。而大多数家人了解情况后会退让默许,对此产生极大的包容。因此很多父母会采取不同的措施,或在家辅导学习,或通过远程教育,或用医生证明来为孩子经常缺课做担保。在一项针对 50 名儿童拒学症患者的研究中,我们可以注意到四种家庭情况,其中前两种的比例远远高于后两种(77%的情况):

- 孩子对父母十分专横挑剔,但是在外人面前腼腆、焦虑、受约束;
- 孩子在任何人面前被动顺从;
- 孩子在任何人面前专横;
- 孩子总体来说开朗友善,但是对父母十分挑剔。

治疗

治疗有三个目的:帮助患者回去上学,降低对生活的阻碍,预防并发症。大多数专家建议多维度的治疗方法，即心理治疗和化学治疗相结合。治疗环境同样是治疗的重要参考因素。

- 不住院治疗主要针对刚刚开始拒学的患者，持续时间有限（1 个月），如果治疗失败的话，再进行住院治疗。

- 当患者拒学已持续很久，或伴有并发症，或患者的父母十分焦虑时，可进行住院治疗。住院治疗在不住院治疗失败之后进行，并需要一段时间的准备。住院治疗时间相对较长（3 至 6 个月），其目的是"重新学习"学习习惯。

- 心理治疗和/或化学治疗的适应症要讨论进行。

其他综合恐怖症

视线恐怖症

视线恐怖症是对他人目光的恐惧。总的来说，病人不敢在别人的视线中完成某些动作。对于那些不敢在公众场合讲话的人，有人设计了虚拟观众。在一个虚拟的讲台上，一张虚拟的课桌后面，对着虚拟的观众发言。虚拟的观众时而被讲话吸引，时而无聊，时而不高兴。

人群恐怖症

人群恐怖症是指对人群感到过分的恐惧。和前面两种恐怖症一样，治疗时患者会暴露在一些面对他人的场景中。对于人群恐怖症来说，患者随着场景变化面对越来越密集的人群。

重 点

1. 广场恐怖症患者对空旷的地方产生恐惧,并对恐惧本身产生恐惧。

2. 广场恐怖症患者约占总人口的3%,但在前来咨询的患者中,50%的人是因为广场恐怖症。

3. 要明确区分单独的广场恐怖症和伴有惊恐发作的广场恐怖症。

4. 不要把惊恐发作和其他表面上相似的障碍症混淆。

5. 广场恐怖症常常伴有其他相关联的障碍症和并发症,会引起患者依赖性,扰乱患者的社交和家庭生活。

6. 社交恐惧是最常见的焦虑障碍症之一,一开始很多病人并没有意识到自己的障碍症。

7. 让病情自然发展可能会使病情自行改善,但是也可能与很多并发症相关联,如学业失败、社交孤立自己、抑郁并有自杀可能。

8. 众多相关联的病理容易使人迷惑,必须好好研究,如广场恐怖症在50%的案例中和回避型人格障碍相关联。

9. 社交恐惧的严重程度取决于相关社交情境数量、回避程度和相关联的其他障碍症,如成瘾或自己服药。

10. 如今存在有效的药物治疗和认知行为疗法。后者通过个人或小组进行。

第七章
恐怖症的认知行为疗法

认知行为疗法是目前医学界最广泛用于治疗恐怖症的方法。

认知行为疗法的适应症

认知行为疗法是 1920 年代提出的心理学治疗方法,直接源于实验心理学在人类情感、行为学习领域的相关科学知识。

心理学的不同成果使认知行为疗法逐渐成形,并随着最新发现的认知科学成果而不断发展。

因此,该治疗方法最初被称为行为疗法。1970 年代以来,鉴于认知(伴随着情感经历的思维模式、意识)领域的数据不断丰富,该疗法被称为认知行为疗法。因此该疗法从行为和思维两个角度来探讨情感领域。

认知行为疗法是利用言语的心理治疗方法,其目标是教会病人一些心理能力,帮助他更好地面对问题。因此认知行为法是一种学习的方法,病人在学习的过程中获得新的能力,以更好地面对情感。

治疗儿童恐怖症患者的精神病科医生首先受益于该治疗方法，后来该方法又应用于成人与儿童的心理疾病的治疗。

认知行为疗法有哪些特点？

这种心理治疗方法具有以下特点：

- 首先关注个人病情和环境条件的现状。

- 治疗者和患者之间是互动合作的关系，双方都以妥善处理患者问题为目的，交换自己的观点。治疗者设身处地，坦诚参与其中，与患者建立一种牢固的治疗同盟关系，这样有利于病人获得便于情感管理的心理学工具。

- 在开始治疗前要进行临床心理学评估，并在治疗协议快到期时重新评估。这样可以评估取得的进步。

- 治疗协议里明确治疗方法。治疗不仅仅局限于和治疗师一起进行，病人还需要每日完成"家庭任务"。"家庭任务"在和治疗师面谈时规定好，和讨论的主题直接相关，并需要借助病人学习的心理学工具。

- "治疗记录本"可以是纸质的，也可以是电子的，如果患者愿意的话，可以在治疗期间记录患者想记录的任何东西。然后在两次面谈间隔期间完成要求的任务。

- 这一记录本完全是私人的，它归病人所有（它可以通过外语、速记或口头等来记录）。

如何确定认知行为疗法的适应症？

第一次临床性面谈的主要目的是了解病史，通过功能分析这一专业方法完成，治疗者必须接受过可靠的认知行为疗法培训（受过认知行为疗法的教育机构培训或具有相关大学文凭，或 2 至 3 年的大专文凭）。该功能分析在前一两次面谈时进行，可以对病人的问题进行共时和历时分析。功能分析先对病人心理问题进行概念化，然后做出结论，并对患者的恐怖症行为的形成和持续机制做出功能性假设。

对病因的假设要和病人讨论进行，做出假设后，可以选择治疗的方向。因此，治疗师只能基于这些假设决定是否进行认知行为疗法。如果需要使用，治疗师会在所有可能的治疗方案中选择最适合患者的。

总而言之，这是一种组织严密的治疗方法，以可评估的行为目标为中心，并面向患者的现在和将来。

我们通过一个临床案例来指出如何进行初步的面谈，以确定认知行为疗法的适应症。借助于系统的分析，面谈时治疗师可以在患者的个人和情感背景中研究患者目前的病症。

手机给安娜安全感

惊恐发作后，安娜前来咨询。她惊恐发作的频率越来越高，这影响了她的出行。所有曾经发生过惊恐发作的地方都被她回避。

因此我们可以说她在惊恐发作后产生继发性广场恐怖症。她再也无法独自出门，并中断了工作。

让我们从生理和心理两个方面来详细研究一下安娜的生活

经历：

■ 共时功能分析：

→ 引起惊恐发作的情境，包括任何与家这个安全的地方有距离的情境，如散步（焦虑程度与离家的距离成正比）、去上班（步行大约 15 分钟）、去所住街区的商店或小店……

→ 感受到的情感：伴有惊恐的焦虑，羞愧。

→ 感受到的生理感觉：胸闷、心悸、发热感、流汗、感到十分虚弱、头晕。

→ 与焦虑伴生的认知或思想：她认为自己"要缺氧，心脏要爆裂"。当她感到头晕时，觉得自己的大脑出了意外。

→ 令人不满的行为：回避和逃避引起恐惧的情境。如果突然出现惊恐症状，她会尽快返回住所；利用物件来抵抗恐惧（背包里永远放一瓶水和一些甜食）；口袋里放着抗焦虑的药片（她会把口袋用手紧紧抓住，或紧紧抓住放在上衣里的手机……）。

→ 结果：中止工作已经一个月，与朋友失去联系。

对情境的预期变得日常化。当自己一个人时，她会想象惊恐发作的症状。她对生理上的症状变得过度敏感。

■ 历时功能分析：

→ 她的母亲可能患有广泛性焦虑障碍症。她是独生女儿，认为母亲对她过于保护。

→ 在初步的面谈中没有发现任何引起焦虑的因素，个人、情感、工作、家庭或象征性的东西都没有。

→ 她不吸烟，不喝酒，也没有成瘾行为。

根据传统条件反射、操作性条件反射、社会学习和认知理论的规律，我们得出结论，安娜的障碍症是因为从小受到不正确的榜样的影响而习得的社交性焦虑（过于保护的家庭、家庭成员之间很少交流沟通、和外面又很少接触），学习认知以外部世界的潜在危险为中心（母亲会把自己的担忧用言语传递给女儿）。

在社交焦虑的影响下，去上班的途中发生了第一次惊恐发作。通过内感受的条件反射，只要是可以联想到惊恐发作的生理迹象，即使再怎么细微，也会引起惊恐发作。因此，为了不感受到这些身体迹象，越来越多的情境被回避。于是安娜进入了广场恐怖症的阶段。身边人的态度是对她十分保护，常常陪伴着她，促使障碍症持续。

现在广场恐怖症出现很多症状，社交焦虑变成次要。这位姑娘尤其因为对惊恐发作的焦虑性预期而感到窘困，这几乎使她无法出行，也无法进行任何社交活动，她担心自己无法避开可能产生急性焦虑症状的情境。我们建议首先治疗伴随广场恐怖症的惊恐发作，如果患者有需要，再治疗社交焦虑。

我们融合了过去与现在的心理、环境因素得出结论。因为很多研究指出惊恐障碍症患者对二氧化碳过度敏感，我们为此也询问了她的生理状况。克莱因（Klein）认为，这类患者对窒息感表现出过度敏感。

我们建议治疗惊恐发作的方法是学习换气控制的技巧，对广场恐怖症的治疗方法则是逐渐暴露于引起焦虑的情境中。首先是想象的情境，其次是"真实的"情境。治疗不到六次，惊恐发作就得到缓解。治疗的难点在于对社交焦虑的正确评估，并要考虑到安娜对自己极为挑剔的性格，她总是想要"做得很好"，想要帮助她的治疗师一直能感到她的羞愧、负罪感和失败感（Mirabel-Sarron，2011）。

这一组织有序的方法需要借助在面谈中搜集的所有信息，还需要患者自己实行有指导的自我观察。

自我观察

观察恐怖症行为的目的是能够确切地、尽可能客观地描述恐怖症和焦虑症的相关情况，也意在明确它们出现的条件和情境（先前的刺激）。方法可以多种，如他人直接观察和自我观察。观察不住院的恐怖症患者最精确的方式是在日常生活的各种情境中直接观察（学校、工作、家庭、娱乐等）。如果无法做到，还可以通过让身边人观察或自我观察来明确和描述恐怖症患者的行为。总的来说，有三种评估行为的方式，分别为自我观察、直接观察和以评估为目的的面谈。

自我观察

要求患者在自我观察记录表上记录自己的回避行为、焦虑想法、引起恐惧焦虑反应的情境。

由治疗团队直接观察

这种评估方法一般在住院期间进行，记录下某些行为的频率和/或持续时间。护士还可以记录患者进行自我对话的间隔时间。临床记录（药物、治疗）对行为的重复评估尤其有用：可以分析行为波动图，有时可以分离使社交行为波动的因素与形成焦虑的因素。总而言之，对焦虑行为的直接观察不能单独形成诊断，但是是一项特别有用的工具。

以评估为目的的面谈

另外一种评估焦虑对日常生活影响的方式是要求病人记录自

己的回避行为，以及在采取回避行为时自己感受到的窘迫程度。这种记录可以更好地明确焦虑的来源，和一天中回避行为的变化情况。最后，它还可以搜集病人在焦虑情境中的真实生活经验。

第一种治疗方法：松弛法

恐怖症患者总是非常紧张和警惕，注意观察身边的环境，以应对可能引起恐惧的情境。因此合理的做法是，第一步，想办法从整体上降低患者的焦虑紧张程度。这种松弛法可以让患者的身体感到更舒适。目前已有针对焦虑症患者的特殊松弛方法。关于整体肌肉松弛，大多数专家建议焦虑症或恐怖症患者采用雅各布森渐进松弛法，它包括一系列简单的肌肉练习，很容易一个人重复，且十分有效。

学习舒适

详细解释这一特殊松弛法的效果十分重要，因为很多人对这种方法抱有成见："我知道这种方法，每次体操课后我都会做。""十年前有人让我练习了几次，但没有用。""我对这种方法不抱信心，这不适合我，我需要行动。"雅各布森松弛法并不会产生奇迹，它的练习需要遵循以下几条基本原则。

雅各布森松弛法的基本原则

➡ 学习该方法大概需要 6 至 10 次训练课，须由专业人员指导，并渐进式展开。

➡ 为了学会该方法，每次跟治疗师上完训练课之后，患者应自己在家重新练习两次。每次练习课大约持续 20 分钟。

➡ 经常重复练习课的内容有利于患者整合该方法,且患者越来越不需要借助记忆。它可以让人意识到松弛法带来的感觉变化,逐渐提高身体放松的程度。

➡ 经常练习 4～6 个月是必要的,此后可以在感觉有需要时再进行练习。其实,该方法的主要目的是可以尽快在患者身上引起放松的生理反应。放松的反应与紧张的反应则相反。在放松的状态下,患者可以更好地面对艰难的情境。我们建议患者练习该方法,以达到预防的目的。

➡ 患者应注意所有这些原则。如果能够经常练习并持之以恒,渐进松弛法是一种非常有效的方法。反之,则无法通过这种方法来调节焦虑。因此,它要求病人每天花 45 分钟练习,这样的付出对收获的舒适来说是九牛一毛。

针对焦虑症的松弛法在开始的时候需要病人下定决心,并每天花时间练习,持续几个月。正是您自己对焦虑紧张起到作用;您可以有效地控制它们,甚至有效地控制惊恐。

放松肌肉

理论上讲,有人发现放松肌肉和获得与焦虑相反的情感反应之间存在紧密联系。因此,通过重复训练,也许可以随心所欲地产生这类情感反应,从而起到抵抗焦虑的效果。该方法组织严密,包括一系列身体不同肌肉群的收缩和放松训练,如手臂、脸部、腿部、背部。在肌肉收缩（用手紧紧抓住手臂）之后，我们要求患者慢慢放松肌肉，例如前臂搭在扶手椅的扶手上。与表面看起来恰恰相反，这并没有完全放松，因为好多肌肉纤维还是处于收缩状态。而正是通过放松最后的这些肌肉纤维来产生符合我们期待的情感体验。随着练习的推进，患者首先感受到的放松类似麻木的感觉，好像很沉重，甚至发热。练习刚开始，它的效果十分有限，需要不断地练习（每天一到两次），才能获得期待的效果，如在一两分钟内就产生放松反应。

除了患者自己去感受之外，也有一些科学上的指示仪，例如我们可以用肌电图来记录肌肉纤维的放松。我们也可以评估其他的生理参数来衡量深度放松的效果，如呼吸频率和心跳频率降低、脑电图描记轨迹变化、血电解质浓度变化。关于评估放松效果的研究和著作很多，尤其在 1970 年代，因此无需再用新的证据来证明。所有的研究结果都十分一致，证实松弛法及其引起的生理变化对人产生深刻的影响。然而，并非所有实践松弛法的患者都是试验的对象，也没有任何成系统的定剂量。目前只有一种仪器可以在学习放松的过程中追踪这些生理变量，即"生物反馈"（bio-feed-back）。

第二种治疗方法：呼吸控制

学会呼吸，与过度换气做斗争

惊恐发作与呼吸生物学

惊恐障碍症患者对二氧化碳过度敏感；这种敏感可能是因

为患者对动脉二氧化碳分压升高敏感,进而对窒息感过度敏感。克莱因认为,惊恐障碍症患者对中枢神经系统产生的缺氧、二氧化碳的含量与乳酸盐的含量过度敏感。

过度换气

内部刺激(思想、想象的画面)和/或外部刺激(令人紧张的情境)会引起过度换气。过度换气随后又引起碱中毒、与焦虑相关的生理现象(心动过速、出汗)。这些现象因此被患者认为是身体生重病的迹象,又强化了焦虑。于是焦虑螺旋式上升,并产生惊恐发作,患者因此对相关情境做出焦虑预期。

为了控制惊恐发作,同样可以学习为控制焦虑急性发作而专门设计的呼吸技巧。

这些技巧目前已经系统化。一直以来,我们都知道一些呼吸小技巧,如将一只塑料袋放在鼻子和嘴巴前,并在里面呼吸。如果口袋里没有塑料袋,也可以用双手拱成碗的形状来代替放在鼻子和嘴巴前。还可以坐下,将头放在膝盖上蜷缩起来,这样持续几分钟。牛津焦虑症治疗中心对焦虑引起的过度换气做了很多研究,并提出控制过度换气的呼吸技巧。

过度换气是指呼吸很浅且十分急促,伴随着压迫、不适、头晕、恶心的感觉。这些感觉随着个人焦虑的程度加深而增加。牛津焦虑症治疗中心指出,这些严重的呼吸紊乱不仅伴随着不适的生理感觉,而且还会改变人的思维。因此,一个感觉心动过速的人会想"我的心脏要爆裂了""我要死了"。一个感到十分头晕的人更可能会想"我会疯的"。控制急性发作的过度换气,就是缓解不好的生理感觉，消除对身体迹象做出的消极理解。

简言之，呼吸急促并不会伤害身体，但是对患者来说却十分扰人，患者会越来越焦虑，并使过度换气更加严重。这样会形成雪球效应：过度换气—感觉—产生焦虑的念头—过度换气。患者就好像处于螺旋中，过度换气的症状变得严重的同时，消极的念头也会更加纠缠不休，并引起惊恐发作。如果患者想要知道焦虑紧张引起的生理变化，则可以在治疗师和自己同时在场的情况下进行引发过度换气的实验。

利用过度换气有意识引发惊恐的技巧

这一特殊的治疗方法旨在掌握利用呼吸引发惊恐发作的技巧，可以在治疗师的指导下进行现实暴露，产生惊恐感觉。治疗师也同时进行这一呼吸法。

最好事先在可以触发惊恐发作的临床医生指导下进行有规律的训练；其实任何人都可以利用过度换气来引发惊恐。

一种新的补充方法：冥想

卡巴金教授（Kabat-Zim，1992，1998）引入**正念**（mindfulness）作为管理压力的方法。

冥想的实践有两种完全不同的模式：第一种是历史模式或正念减压（Mindfulness Based Stress Reduction），治疗与压力相关的疾病；另一种为正念认知疗法（Mindfulness Based Cognitive Therapy），治疗更加复杂的与胸腺相关的疾病。这两种唤醒正念的方法有着同样的目标：

- 训练课持续八次；
- 主要以小组的方式进行；
- 需要日常练习；
- 分享情感经验；
- 发展正念的能力、活在当下的能力和不做判断的能力。

正念

"心念的状态来自有意地在当下关注每一刻展现的经验，不做判断。"（Kabat-Zim，2003）

病人学着走出干扰，形成解决问题能力的心理反应（Speca M. et al.，2000）。

第一次到第四次的训练课以这样的方式展开：关注每一个时刻。练习者因此意识到自己平时对日常生活关注太少，并看到自己的意识从这个主题跳到另一个主题的速度有多快。

当自己的精神在四处游荡时，练习者将它带回某个中心点，可以关注身体的某个点（身体扫描），也可以关注呼吸（观察吸气和呼气）。精神四处游荡会为负面的思想和感觉打开大门。

正念和传统的冥想方法有所不同，因为它在心理模型中融入了对情绪障碍的治疗。正念认知疗法的练习课持续八周，而且借助录像（有光盘分发给训练者），病人需要在家里每天完成一些任务。

在练习课期间，我们也会讲解一些关于焦虑和应激障碍症的信息，并且让患者学习一些经典的认知技巧，以帮助他们了解思维和情绪的关系。

其主要目的是帮助病人在受到负面情绪困扰的时候，能够克服自己无法控制情绪、回避痛苦情绪的状况，并且能够面对当下。病人学着活在当下，无需反复思考过去或未来(Segal Z,2001)。

正念认知疗法如何发生功效？这种方法是经典认知方法的补充，可以帮助病人控制自己的专注力。当病人的情绪或心情受到干扰时，病人首先学着认识这种情况，然后通过思想集中的训练、冥想的训练，使自己的思想及其产生的情绪回到正常状态。

冥想对焦虑症的效果

→ 生理状态得到缓解；

→ 接受恐惧和恐惧的画面；

→ 活在当下；

→ 调整注意力；

→ 形成不做判断的态度。

还需更多的研究来证明冥想对焦虑症和恐怖症的效果(Mohlman,2004)。

第三种治疗方法：暴露治疗法

暴露法：比表面看起来还要复杂和全面的治疗方法

"非条件反射"的理论来自巴普洛夫的条件反射理论(经典条件反射理论)。该理论认为，对某种物体或情境产生焦虑或恐惧反应是因为恐惧和中性刺激之间存在联系(Mirabel-Sarron, Vera,

2008)。在实践中,很多治疗方式都关注焦虑和刺激之间的联系。这些方法称之为"暴露法"。根据不同的实施方式,暴露法前面可以加上不同的修饰词。通过想象进行的暴露法称为系统脱敏法,在治疗师的陪同下面对真实情境的暴露法称为现实暴露法。

研究者认为,暴露法使学习的反应做出非条件反射,从而缓解害怕和恐惧(详见第二章)。

必须明确暴露于焦虑刺激的信息,如面对刺激的持续时间(短时间或长时间),是否需要和病人说明方法,是否需要循序渐进,接受什么刺激(真实刺激、影片),分组进行还是个人单独进行,是否在每次治疗和榜样进行暴露示范之间进行自我暴露。形成共识的是暴露的形式是治疗成功的重要因素,但并非决定性因素。为了取得效果,病人不能阻碍暴露治疗的进行,也不能对该方法缺乏兴趣,而是应该全身心投入。影响治疗效果的另一个因素是患者需要学习自我暴露于引起焦虑的情境中(暴露于真实情境)(Mirabel-Sarron,Vera,2008)。

系统脱敏法

系统脱敏法是一种暴露法,患者面对引起恐惧的刺激,以"温和的、循序渐进的"方式进行。

它包括三个阶段:将引起恐惧回避行为的刺激分类分级,学习松弛及作为补充的呼吸技巧,"通过想象"暴露于列出的情境中。事先病人已经根据自己的想法将情境从易到难列出。

如果恐怖症引起的焦虑依然持续,也可以在多次想象暴露后,进行现实暴露。

治疗师和患者之间需要签订"治疗协议"。协议中确定治疗目的和整体治疗方案。

分类分级

治疗师向病人解释治疗的不同阶段，要求病人观察自己对引起回避的情境所作出的反应。

治疗师和病人一起对引起焦虑的情境进行列表，并分类分级。该表包含的条目不受限制。在每个引起焦虑的情境旁边，病人需要标明焦虑程度，在 0 到 100 之间打分。病人按照焦虑的程度从低到高排列，完成该表。

学习松弛

治疗师教病人学习一种松弛法。该松弛法的效果需得到普遍认可，并能让病人做出与紧张完全相反的"放松的身体反应"。

训练后，病人可以获得"双向阻断"的生理反应，阻断恐惧情境所引起的应激生理反应。

通过想象面对刺激

当病人很舒适地坐着或躺着时，治疗师向病人假设一个惬意、轻松、平静的场景："您坐在火炉边，正在读一本好书。您的爱猫在旁边打着瞌睡，外面下着雪，但是您舒适地坐在火炉边。"然后治疗师要求病人开始想想列表中焦虑程度最低的情境。20 秒之后，治疗师要求病人中止想象，然后表达自己的焦虑程度。然后病人放松 20 秒。之后要求病人再次想象刚才的情境，持续 20 秒，接着又放松 20 秒。这样继续下去……

　　为了使花粉或猫毛过敏的病人脱敏，过敏病学专家也会采用类似的方法。他们采用病人过敏物质的提取物作为用药，剂量逐渐增加，好让病人逐渐适应。在本方法中，我们逐渐增加"焦虑的剂量"。

　　通过不断重复地想象面对引起预期性焦虑的刺激，医生试着改变情境的特性，直到原本引起病人焦虑的情境变得正常化。

　　暴露法可以让病人：

■　　对负面的情绪越来越包容；

■　　改变世界观；

■　　开始采取合适的行为。

日常练习至关重要

　　练习对于减弱情绪的过度反应和神经可塑性必不可少。

　　练习有以下特点：

■　　在病人的控制之下；

■　　每日重复练习（15～30 分钟）；

■　　很少激活情绪；

■　　对日常生活不一定有用，也不是必需的；

■　　开始之前由治疗师进行测试。

　　在使用的各种技巧中，最令人惊讶的技巧在于治疗师扮演行为榜样让病人模仿。在治疗动物恐怖症，尤其是蛇类恐怖症时，我们会特别采用这种技巧。病人观察治疗师进行危险的活动（如靠近蛇)，发现并没有产生任何害处。通过不断重复观看这个场景，观察者缓解自己的情绪反应。病人越能够克服自己的恐惧，自己的行为就越能够得到改变。这种技巧需要多种心理机制的介入。

社交恐惧的暴露练习：观察情境

- 观察别人无所事事(坐着或站着、走路、走进房间……)；
- 观察别人做某事(写字、吃东西、喝东西、打电话、讲话、跳舞、玩乐器……)；
- 观察别人表现出不良情绪(脸红、流汗、颤抖……)。

社交恐惧的暴露练习：互动情境

- 社交表现：在公众场合发言，参加重要会谈……
- 简短或浅层的互动：话家常，沉默，打招呼，讲故事……
- 深入的互动(表现自己)：讲述自己的观点、生活，敏感和社交焦虑的症状……
- 两人之间的互动：回答"最近有什么新鲜事?"或"你最近怎样?"

安妮的康复：伴有惊恐发作的广场恐怖症

治疗师向安妮建议如下治疗协议，以治疗她伴有广场恐怖症的惊恐发作。

治疗的主要目的是治疗伴有广场恐怖症的惊恐发作，让患者可以重拾工作，恢复社交生活。

根据功能分析提出的治疗方案为：

首先根据惊恐和焦虑症状之间的联系,进行惊恐发作的治疗。

其次,我们通过让病人逐渐暴露于引起焦虑的情境,进行广场恐怖症的治疗(先是想象的情境,然后是现实暴露),同时借助于呼吸控制法或松弛法。引起焦虑的情境由安娜自己确定,从易到难进行分级。

因此治疗协议包括治疗的方式、治疗次数和大概的治疗频率。在本案例中,治疗师估计治疗次数为 15 次,每两次间隔约为 15 天。

从第一次治疗开始,治疗师鼓励安娜进行以下活动:

→ 对引起焦虑的情境进行列表和分级,以确定治疗的目标;

→ 每天记录惊恐发作时的情境、情绪、认知和采取的行为。

下面为安娜想要达到的目标(0～100 分。分数越高,情境引起的焦虑越强烈):

→ 进行体力活动(20/100)

→ 独自去超市,至少在里面呆半个小时(30/100)

→ 乘坐公交车独自前往陌生的街区(40/100)

→ 在朋友家用餐,并坚持就餐时坐在餐桌边上(50/100)

→ 和朋友去餐馆用餐,并坚持就餐时坐在餐桌边上(60/100)

治疗的内容:

→ 学习控制呼吸的技巧。

→ 学习雅各布森松弛法,交给安娜一份录像,好让她在家自我练习。

→ 学习控制惊恐发作引起的生理感觉。

→ 重新分级,并通过想象和松弛法暴露于第一个情境。

总之,结合松弛法进行的控制呼吸的技巧大约可以在六周内让惊恐发作消失(即三次治疗)。实行想象的渐进暴露法后,如果安娜在治疗时面对想象的情境不再感到焦虑,那么她就可以真正去面对这些情境。其进程根据治疗的节奏而确定,安娜可以逐渐恢复工作并自己回家。

在治疗的过程中,治疗师告知病人很多关于恐怖症的信息,尤其是解释焦虑症的心理机制。

有些恐怖症会优先采用系统脱敏法治疗,如飞机恐怖症。

"通过想象"进行的暴露法可以让病人直面环境、生理感觉和焦虑的认知。

暴露法将恐惧情境及引起的认知联系起来

例如：飞机恐怖症

情境

马达声

饮食的变化

震动

靠近驾驶舱

起飞

不稳定性

离地面的距离远

突然改变航向

情感

惊慌

持久的专注

精力集中

不适

焦虑性预期

肚子饿

焦虑

担忧

认知

发动机可能会出现故障。

如果机舱门打开，我会被吸走。

我们不会顺利起飞。

我们会被压碎。

飞机的地板会消失，下面是空的。不能用力敲击。

这正常吗？

这太突然了！

飞行员是不是能胜任？

第四种治疗方法：认知重构

认知心理学指出，生理因素（心跳、流汗、血压……）和思想（或

"认知"因素）会调节人的感情经验，两者直接影响我们的行为。

菲利普的焦虑

菲利普很紧张，他绞尽脑汁想回避周五晚上进行的在三十来个人面前的演讲，但是没有办法，他不得不去。在开始前一个小时，他变得紧张不安，肌肉僵硬，内心默默地想："我会忘词的。""我一有错误，他们就会揪住不放的。""我会口齿不清的。"这些想法只会让菲利普更加紧张，更加没有信心，更加感到不适。

认知指会引发情感经验的自动思维方式和意识。认知治疗法的目的在于处理思维的内容，它是刺激与行为反应之间可变的中介因素。

根据主张认知法的治疗师提出的模型，心理障碍症（尤其是抑郁和焦虑）的原因是因为信息处理发生扭曲。有些认知图式受到干扰，认知过程过度进行或进行不足，在一系列思维方式和行为中，存在一些特别激进和扭曲的行为。根据这一理论提出的治疗方法旨在改变患者深层认知结构，对每种障碍症的治疗都显得有效。认知疗法是一种全面的治疗方法，可以借助不同的技巧从人的思维层面介入，也可以从行为和情感层面介入。

认知图式是在儿童时期习得的认知结构，指导着我们对他人的态度和关系。我们将过程图式（例如去餐馆包括各行为阶段，指导我们自动管理这个情境）和早期习得的情感图式区别开来。

有些图式不适合成年人。治疗师引导病人区分那些易被破坏的图式,以便日后更好的管理。

根据菲利普的想法,我们进行三个图式的假设,后来在面谈过程中得到证实:"我应该达到水平。""我和其他人不同。""如果我没有做好,就会被拒绝。"这三个认知假设在治疗过程中得到明确,甚至进行重新表述。

菲利普的例子说明恐惧焦虑障碍症的习得来自不同的学习机制,它们共同起作用使障碍症维持。认知行为疗法考虑到了各个方面(Mirabel-Sarron,2011)。

更宽泛来讲,社交焦虑会引起三个层面的心理功能紊乱,即认知、认知过程和思维习惯(认知图式)。下面我们举几个例子。

社交恐惧患者的思维内容

- 对自我的认知(我是脆弱无能的)
- 对他人的认知(其他人会观察我、判断我)
- 对未来的认知(我害怕失败、拒绝和刺激)

社交恐惧患者的认知失调

- 对情感的推论("感觉自己可笑,这很可笑。")
- 对思维的解读("我知道他们觉得我一无是处。")
- 泛化("我脸红,我失去了他们的信任。")
- 二分法的推论("我说话支吾了,这下完了……")

社交恐惧患者信念的机能障碍

- "别人会随时随地评判我。"

- "我内心的不安会即刻被别人察觉。"
- "人们对易激动的人总是做出负面的评价。"
- "这会产生拒绝、支配、好斗等行为结果。"
- "回避这些烦恼的唯一办法是自我掩饰、控制和回避。"

第五种治疗方法：自我肯定法

自我肯定疗法：实用的辅助方法

定义

自我肯定是指有效、真诚、直接地表达自己的想法、需求和感觉，不会因此感到过分焦虑，同时尊重自己的想法、需求和感觉，即使面对它们也不会感到恐惧。这种行为不是天生的，也不是自发形成的，而是通过有意识地学习和实践形成的（Chaperon，Cariou，2007）。

根据这些专家的研究，自我肯定行为的形成需要三个方面的因素：

1. 能力，或者说才能：通常患者没有接受过这方面的教育。在治疗小组中，教患者沟通的技巧。

2. 情感状态：在个人或小组治疗时，可以通过他人或自己角色扮演激起患者的情感。

3. 看待人际关系、自己和世界的方式。

自我肯定疗法源自社会学习理论。病人通过模仿榜样进行学习，但是榜样不能是完美的人，必须容易接近。治疗师、同时参加治疗的人或患者自身都可以成为榜样，可以通过想象进行，也可以进行现实暴露。治疗同时涉及交流的语言形式和非语言形式。自我肯定训练可以让患者重新平衡与他人的关系，摆脱抑制或好斗的状态，改变思维方式。

自我肯定法一般分小组进行，也可以单独进行。该方法有以下特点：

- 提前制定治疗方案；
- 提前确定治疗的持续时间和次数；
- 利用专门治疗社交恐惧的方法；
- 治疗师有明确的职责。

理论基础

自我肯定疗法的理论基础是社会学习理论（Bandura，1980），也就是说患者通过社会行为进行学习。根据该理论，活动提供丰富的信息，会促进交际能力的发展，即接收能力（倾听、提问、重新组织语言……）和表达能力（表达观点，学会拒绝……）。

小组进行自我肯定

小组一般由 10～12 人组成，和治疗师签订治疗协议。目前有两种小组分类法，两者运作方式不同，尚没有研究表明哪种方法的效果更胜一筹：

- 开放式的小组（如果有空缺，新的病人可以加入小组）；
- 封闭式小组，所有病人在同一天开始，根据提前制定的方案（治疗的内容、持续时间）进行治疗。

以下是病人最常提及的治疗目标：

- 学习倾听别人；

- 学习清楚表达自己的感觉，而不去担心是否会伤害别人；

- 学习表达自己的观点，而不去担心让别人失望；

- 学习处理他人的批评，能够表达批评，并可以面对他人公正或不公正的批评；

- 缓解猜测别人想法的倾向，并采取相应的行为；

- 减少社交上的回避行为次数。

治疗协议中也记录治疗手段，包括参加小组治疗活动的方法，参加小组治疗后日常生活中的实践方法。协议中不会详细说明治疗技巧，随后会由医生口头上解释。在每次治疗时，每种治疗技巧都要重新解释。

角 色 扮 演

角色扮演可以帮助学习某个情境或感受该情境引起的情感。角色扮演会不断重复，直到有明显的改善效果。如果治疗期间要求病人在日常生活中也暴露于情境，则准备工作必不可少。在情境中暴露是治疗是否有效的关键；患者融入角色扮演的能力是自我肯定疗法的一项治疗目标。

治疗师扮演角色，将自己处于某个情境，像患者描述的那样采取一些恐惧、迟疑的行为。然后治疗师和病人分析这个情境。为了最后能达到治疗目标，治疗师需要提出以下几个问题：

- 为什么他会紧张？

- 他为什么要每隔 30 秒就看一下时间？

■ 见到该场景的人可能会怎么想？

■ 他是不是焦虑？

■ 他是不是认为自己的行为不合适，因此引起他人的嘲笑？

■ 他是不是对在小组中发言的风险进行预期？

鼓励病人表达自己的观点。

重　点

1. 认知行为疗法是治疗恐怖症的理想方法。

2. 在确定认知行为疗法的适应症之前一般会进行预备性会谈和功能分析。

3. 制定治疗协议，内容包括治疗的目标和手段。

4. 现实暴露或想象暴露适用于所有恐怖症。

5. 如果焦虑症的生理病症是首要症状，则可以利用松弛法。

6. 如果要控制焦虑发作，可以优先利用呼吸技巧。

7. 如果恐怖症患者的言语表现出机能障碍，则可以选择认知法。

8. 认知行为疗法和虚拟现实疗法一样处于发展之中。

第八章
疗效评估的研究成果与前景

　　本章概括介绍认知行为疗法在治疗恐怖症方面的研究成果。相关研究的出版物很多（案例研究、随机抽样实验、元分析等），本章只是介绍一些主要的研究结果，并没有涵盖全部。

　　和其他临床学领域一样，很难对论文或作品进行有效分析，因为以下多个因素会妨碍研究结果的比较：

- 不同研究使用的测量工具不同；
- 恐怖症的严重程度不同；
- 不同恐怖症和焦虑症之间没有可比性（特定恐怖症对职业生涯带来的障碍较少，而社交恐惧则可能使病人辞职）；
- 很少考虑共病和其他相关联的障碍症，如抑郁等，也很少考虑成瘾行为和其他相关联的恐怖症；
- 研究主要涉及没有接受药物治疗的病人。

　　尽管面临这些困难，福阿*（Foa）还是在 1985 年回顾了 18 项研究结果，采用相同的评估标准，最后得出以下结论：51％的患者病情得到较大改善，39％的患者得到改善，10％的患者治疗失败。这些证明认知行为疗法有效的结果鼓舞人心，尤其显示了疗效的稳定性。

认知行为疗法似乎是治疗恐怖症的一种有效方法。确实,尽管测量工具不同,关于认知行为疗法效果的临床研究还是表明病人的情况得到较大改善。而且,该疗法十分重视对方法的评估和描述。

得到广泛证实的治疗效果

特定恐怖症

认知行为疗法对特定恐怖症的治疗尤其有效,80％的病人病情得到改善。

有效性的评估标准

福阿* 和艾美尔坎普(Emmelkamp)在 1983 年描述道:

"治疗后,如果焦虑或恐怖症的改善程度低于 30％,则认为治疗失败。改善程度在 31％～70％之间的可以认为得到改善;改善程度 70％以上的可以认为得到较大改善。"

动物恐怖症

1970 年最早开始对动物恐怖症疗效进行评估。80％的案例中,10 次左右的治疗可以让患者的障碍症得到缓解。

研究也涉及蜘蛛恐怖症、恐蛇症和其他恐怖症。

幽闭恐怖症

认知行为疗法对特定恐怖症的治疗效果十分明显。针对幽闭恐怖症的治疗效果达到 86％,而且治疗时间只要 3 个小时(Ost,1996)。在没有共病的幽闭恐怖症患者身上,治疗效果尤其明显。

没有共病指没有其他相关联的恐怖症，也没有抑郁（抑郁不太常见）。

有一项研究表明，只有四分之一的患者身上特定恐怖症病情复发（柯蒂斯，1998）。

奥斯特（Ost，2001）等人在瑞典进行了一项关于幽闭恐怖症的研究。本次研究对象为随机抽样的 46 个病人，将认知疗法（5 次治疗）、现实暴露（5 次治疗）、强化现实暴露（1 次治疗，持续 3 个小时）和候选名单上的病人（尚未接受认知行为疗法的病人）进行比较。结果显示，80％的病人病情得到明显改善，而候选名单的病人中，只有 18％的病人病情得到明显改善。研究持续 1 年后，依然得到同样的结果。

马里卡的幽闭恐怖症治好了

马里卡的幽闭恐怖症治好后，可以和丈夫一起去中国旅行了。她已经六年没有旅行过。中国是她梦寐以求的地方，她看了很多书，在照片、报道和想象中到过中国很多次。当自己不得不放弃这个梦想时，她感到很伤心。恐怖症治好后，他们可以在中国呆上三个星期。后来她和丈夫又去了其他地方旅行。五年来，她的生活一直很正常，恐怖症没有复发。

恐血症

认知行为疗法对恐血症和打针恐怖症的治疗效果同样十分明显。

瑞典的奥斯特和赫尔斯特伦（Hellstrom）团队的多项研究指

出，应用压力疗法在短期和长期（一年以上）治疗中都有效。确实，这是治疗恐血症和打针恐怖症的良方。

1996 年，奥斯特研究团队对 30 位恐血症患者进行研究。患者被随机抽取，分成三个小组，每个小组采用不同的治疗方法：进行五次应用压力疗法治疗，同时结合渐进暴露法；一次持续两个小时的应用压力疗法治疗，结合一次压力疗法治疗（没有暴露）。结果显示三个小组都得到了明显改善，一年后再次评估时发现效果是一样的。

这说明压力疗法（肌肉收缩）对于治疗恐血症是一种重要的方法。

综合恐怖症

广场恐怖症

相关的评估结果很多，我们甚至可以找到 10 多种元分析。对于广场恐怖症来说，认知行为疗法治愈率大约在 80%。很多评估在广场恐怖症患者接受认知行为疗法两年、五年和十年后进行，主要评估患者的复发率，结果显示患者痊愈后情况稳定，复发率为 5%，和其他的心理疗法相近（Leconte et al. ,1979）。

长期的随访研究则很少。我们主要引用奥沙利文和马克斯（O'Sulivan et Marks,1990）的研究成果。他们对 10 名 1 至 9 岁的患者进行长期随访。总体来讲，76% 的广场恐怖症患者病情得到改善。和先前的治疗相比，病情得到改善的比例为 50%。但是并不能因为这些显著的结果就忽视患者身边人的影响。

持续几年的恐怖症得到治愈后，也会产生不良的影响。病情的治愈不仅会影响患者的个人生活，也会影响患者身边的人。我们应该尤其关注广场恐怖症和交通恐怖症患者。

让内特接受综合治疗

让内特 30 来岁。她患有广场恐怖症和社交恐惧已有10 年，但不算严重。她的丈夫在工作，他们根据让内特的恐惧情况安排周末和假期。因此，他们从来不邀请别人来家里，总是两个人度假和生活。但在平时，让内特觉得这样生活很艰难，因为在内心深处，这不符合她的性格。她的母亲和两个姐妹轮流陪她去购物、散步。

通过综合治疗（药物治疗和认知行为疗法），她的恐怖症基本痊愈，可以自己出门了。即使她去母亲和姐妹那儿，也是因为自己想要去看她们。两个姐妹很忙，所以对让内特的进步感到高兴，并建议她来照顾她们的孩子，或帮助她们购物。然而，让内特母亲的第一反应则是抑郁，觉得自己不再有用，觉得自己的女儿不再需要她。因此需要花几个星期来陪伴她的母亲，让她度过这段时期。几个月后，她母亲找到了新的活动，只是偶尔去看望一下女儿。

为了将患者亲朋的失落感降到最低，应该不时和家里人或朋友会面，回答他们的疑问，记下他们收集的信息。

其他害怕或惊恐的反应也会有。我们经常在社交恐惧或汽车恐怖症患者的配偶身上见到这种反应。一开始，治疗的效果在患者身上并不明显，并不能被身边的人觉察，但其实病人一直在康复之中，并慢慢恢复信心，最后会用行动表现出他们的康复。这在旁人看来十分惊人,但其实是连续多次治疗的结果。

康复的诺埃勒

诺埃勒敢和同事出门去看电影了。他的男朋友感到十分担心,来问我们自己的女朋友是否要离他而去。一直以来,诺埃勒都没什么朋友,工作之后总是直接回家。因此这次和同事去看电影是不是意味着什么?

恐怖症患者的进步意味着他们越来越远离封闭的生活。在完全康复或部分康复之后,他们会生活顺利,感觉良好,重新找回失去的愉悦感。

社交恐惧

很多关于社交恐惧的研究数据显示,认知行为疗法总体来讲有效,治疗效果要比候补名单上的患者(等待接受认知行为疗法的患者)要好。

通过对相关研究的回顾和元分析,和其他疗法相比,认知行为疗法并没有明显优势,因此建议将不同的方法结合,以提高治疗的效果(暴露法、社交能力训练法、自我肯定、认知重构、放松和正念)。认知重构对提升治疗效果可能十分有利。

认知行为疗法中哪种方法最有效目前说法不一。同一种方法对回避型人格、社交恐惧的效果不同,这也许可以用病人的异质性来解释。暴露法使"性格冷漠的回避型人格或焦虑症患者"的病情有所改善,社交能力的训练对他们的效果则不是很理想,但是对一般的"回避型人格"或有言语缺陷的人则十分有效。如果条件允许的话，一般采用小组的方式进行治疗。小组治疗有利于组员之间相互支持，互相学习，有利于暴露法的进行，提高认知重构的效果。

由于社交恐惧和人格障碍症的共病率很高，有必要在此引述两项采用不同方法的研究。第一项研究在 1999 年进行，涉及 55 位广泛性社交恐惧患者。他们被分成八组，以《精神障碍诊断和统计手册》第三版为诊断标准。人格则是根据《明尼苏达多项人格问卷》进行评估。超过一半的案例中，人格障碍症的诊断被认为是最主要的诊断。惊恐发作是最常见的共病。结果显示认知行为疗法对社交恐惧的效果十分明显，而且持久。这对所有恐怖症和抑郁症都有效，人格的心理测验结果也得到改善。

虚拟现实暴露法

虚拟现实暴露法的应用可以让使用者在电脑设计的三维环境中实时互动。

虚拟现实暴露法可以解决想象暴露法存在的几个问题。它对那些想象力"好"或"坏"的病人一视同仁，因为恐惧的情境不再是想象出来的，而是直接放映出来。虚拟现实可以让治疗师掌控暴露法的所有因素，并模拟那些很少出现和/或危险的情境（Lambré，2009）。

最近几年，很多研究对治疗前后进行对比，结果显示，虚拟现实暴露法在临床上能改善病人病情，尤其是恐高症、蜘蛛恐怖症、飞机恐怖症、幽闭恐怖症、开车恐怖症和社交恐惧。另外有研究显示，虚拟现实暴露法的临床效果比候补小组或采用松弛法的小组要明显，尤其是针对恐高症、蜘蛛恐怖症、社交恐惧和飞机恐怖症。最后，不少研究直接将虚拟现实暴露法和现实暴露法进行比较，发现两者的效果相近，尤其是针对社交恐惧、飞机恐怖症和恐高症。关于伴有广场恐怖症的惊恐障碍症，目前有两项研究结果发表，也是认为虚拟现实暴露法和现实暴露法一样有效，但是研究的病人数量较少，相关研究的影响有限。

最近，三家科研中心和法兰西学院贝尔托实验室合作进行了一项随机实验。根据研究的需要设计了 12 种不同的环境（隧道、位于市中心的汽车、位于隧道中的汽车、公车、电梯、地铁、超市、空旷的地方、飞机、大厅、电影院、人群）。研究包括 92 名患有惊恐障碍和广场恐怖症的患者，他们被随机分成三组，分别分入虚拟现实暴露、现实暴露和候选小组。12 周之后，候选小组的病人也进行随机抽样，分别接受虚拟现实暴露和现实暴露。总体来说，研究结果显示虚拟现实暴露法和现实暴露法之间的效果没有区别。

另外，虚拟现实的技术还可以开创新的治疗领域，例如精神疾病和神经障碍的治疗。最近一项针对患有多发性硬化症的步行恐怖症患者（害怕摔倒）的研究证实了这点。

脑部影像的研究结果

一方面，脑部影像可以提供信息，使我们理解恐惧的过程；另一方面，可以反映认知行为疗法给病人带来的结果。

研究对大脑动态很少进行评估，而且所需费用昂贵。这里提到的研究是指在临床上和实验心理学中所进行的脑部影像。影像检测利用特定分子。总而言之，"影像"不仅仅是大脑的解剖图，还反映出大脑的功能性。通过测量大脑不同区域的葡萄糖含量或输血量，影像检测可以显示大脑的活动情况。尽管神经元的活动是根据葡萄糖代谢或输血量进行推论，不是直接测量出来的。在研究成果中，"代谢活动""血流动力""脑活动"是近义词。

最早使用的影像检测法是正电子发射计算机断层成像术（PET）。它需要一个粒子加速器（磁共振加速器）来产生正电子。这些正电子会与特定的分子组合，产生 γ 射线，由置于头部周围的探测器接收。特定分子选用的是氟-18（氟代脱氧葡萄糖或18FDG-PET）或氧-15（H_2O_{15}-PET）。

单光子发射计算机断层成像术（SPECT）直接使用 γ 指示剂，如氙-133 或锝-99m（133Xe-SPECT 或 99mTc-HMPAO-SPECT）。大脑中这些亲脂性分子的数量及穿过血脑屏障的数量与输血量有关。

第三种方法是功能性磁共振成像（fMRI）。这种方法较新，在使用过程中有更大的灵活性。

更好地理解恐惧的过程

功能性磁共振成像显示，在克服恐惧的过程中，大脑的某些区域如杏仁核、前扣带皮层和海马区会被激活（Buchel et al,1999）。此外，费雪等人（Fisher et al. ,2000）通过 H2O15-PET 发现只有将小脑激活才可以区别条件反射形成的恐惧和单纯面对令人恐惧的刺激时的情况。

显而易见，条件反射、学习和非条件反射的记忆保留是一个长期和变化的过程，而影像只可以停留一会儿，而且可能停留在最没有意义的时刻（Palmintri,1995）。

针对社交恐惧患者的功能性磁共振成像显示，患者会以病态的方式对他人脸上的表情做出反应。这些反应很难辨别。当患者看到他人的负面表情时，我们注意到杏仁核产生短暂的反应。可能否仁核和扣带的活动增加,而大脑下面的淋巴活动降低。

认知行为疗法对恐怖症病人的效果

特定恐怖症

针对特定恐怖症有两项研究结果发表。两项研究都涉及蜘蛛恐怖症(Paquette et al. ,2003;Strauber et al. ,2005)。

在第一项研究中(Paquette et al. ,2003),12 名恐怖症患者和13 名非恐怖症患者暴露于蜘蛛的画面前,同时接受功能性磁共振成像检测。在完成认知行为疗法(系统脱敏或想象暴露法)后,患者再次进行同样的检查。在治疗之前,非患者活动的区域为左枕叶皮层、右侧颞叶皮层下区,而患者的活动区域为右外侧前额叶皮层、海马旁回皮层和视觉皮层。治疗之后,右外侧前额叶皮层和海马旁回皮层的活动消失,而右对侧前额叶皮层则有活动的表现。

在第二项研究(Strauber et al. ,2005)中,28 名恐怖症患者被随机分成两组,一组接受认知行为疗法,另一组为"候选小组",并对他们进行功能性磁共振成像检测。另外 14 名正常人形成控制组。治疗之后,患者再次接受检测。功能性磁共振成像检测在被试面对蜘蛛画面时进行。在治疗之前,两组病人表现出大脑活动的差异,但是这两组患者的岛叶皮层和前扣带皮层的活动要比控制组强烈。在接受认知行为疗法之后,这两个区域的活动消失,而在候选组的被试身上则没有消失。

综合恐怖症

脑部影像和惊恐障碍的认知行为治疗

我们只找到一项相关研究,由普拉斯科等人(Prasko et al. ,

2004)进行。

他们研究了 12 位惊恐障碍症患者，随机将患者分成两组，一组接受认知行为治疗，另一组接受药物治疗。在治疗前和完成三个月的治疗后都对患者进行检查。利用《汉密尔顿抑郁评定量表》(*l'échelle de Hamilton*)和《惊恐障碍严重程度量表》(*Panic Disorder Severity Scale*)进行评估时，发现两组的治疗都使病情得到缓解。关于脑部活动，我们发现接受认知行为疗法的患者在右侧额叶皮层上下区、右侧颞叶皮层下区的代谢降低，同时左侧额叶皮层下区、左侧岛叶皮层和左侧颞叶皮层中区的代谢加强。

脑部影像和社交恐惧

在发言的情境中，18 名社交恐惧患者被随机分成三组，其中一组接受认知行为疗法。

在接受认知行为疗法的患者身上，我们发现其杏仁核区域的活动降低。而且，接受认知行为疗法和其他治疗方法（药物治疗：选择性血清素再摄取抑制剂和候选组）的小组之间存在显著的差别。接受治疗的患者和没有接受治疗的患者之间也存在明显差异。在治疗一年后，这种变化得以持续(Furmark，2002)。

未 来 前 景

由于医药催化剂的使用，最近的研究重在如何提高现实暴露法的效果。诸如 D-环丝氨酸、抗结核病抗生素、氢化可的松抗生素等物质在最初的探索性研究中产生的效果值得关注。这些研究都在科学研究领域进行，在开始用于日常治疗之前值得再深入研究。其实在法国，D-环丝氨酸因为带有毒性已经退出市场。因此有必要认识它的疗效和副作用、使用的剂量、服用的时间及服用的好处。

D-环丝氨酸在动物身上的效果

➡ 促进与恐惧相关的条件反射

➡ 促进条件反射形成的恐惧消失

➡ 准时用药

表 8.1　最初的研究

雷斯勒等 （Ressler et al.， 2004）	恐高症	28 50/500	前 2～4 小时	三个月的认知行为治疗后，两位患者有效
加斯特拉等 （Guastella et al.，2007）	蜘蛛恐怖症	100 50/500	前 2～3 小时	一位患者无效
霍夫曼等 （Hofmann et al.，2006）	社交恐惧	27 50	前 1 小时	一个月的认知行为治疗后，四位患者有效
加斯特拉等 （Guastella et al.，2008）	社交恐惧	56 50	前 1 小时	一个月的认知行为治疗后，四位患者有效

恐高症和 D-环丝氨酸

■　27 位恐高症患者

■　两次虚拟现实暴露法治疗（装玻璃门的电梯），每次持续 40 分钟，间隔 13 天进行一次

■　双盲随机试验

→ 8 位病人身上使用 50 mg 的 D-环丝氨酸

→ 9 位病人身上使用 500 mg 的 D-环丝氨酸

→ 10 位病人身上使用安慰剂

每次治疗前只使用一次 D-环丝氨酸。

第一次治疗时没有产生抗焦虑的效果，但是在第二次治疗时发现有助于消除恐惧（Ressler et al.，2004）。

社交恐惧和 D-环丝氨酸

研究针对 26 名社交恐惧患者（害怕在公众场合发言），接受 5 次虚拟现实暴露法治疗（每次 45 分钟，两次治疗之间间隔一周）。患者被分成两组，一组在接受认知行为治疗之前服用 D-环丝氨酸，另一组服用安慰剂。一个月后在治疗结束时对患者进行评估，发现两组之间存在显著差异（Hoffman，2006）。

在恐怖症患者身上进行的所有研究都显示，在一开始的前两次治疗时使用 D-环丝氨酸效果最好。但这方面的研究还应该继续深入，我们需要谨慎对待。

重　　点

1. 无论是针对哪种恐怖症，在 80% 左右的案例中，认知行为疗法有效。

2. 在利用暴露法进行治疗的传统方案中，治疗师可以利用任何有助于恐怖症患者治疗的方法（松弛、正念、自我肯定等）。

3. 用于治疗社交恐惧的方法越来越多样化,其中包括越来越重要的认知重构法。

4. 根据患者是否有共病,使用不同的治疗方法。

5. 想象暴露法可以更好地理解恐怖症的神经生物学机制。

6. 功能性脑部影像可以呈现接受认知行为疗法的患者和没有接受该疗法的患者在脑部活动上的差别。

7. 一些新的治疗方法还处于实验阶段,旨在提高现实暴露和虚拟现实暴露法的有效性。

结　论

恐怖症十分普遍，而且形式多样，任何年龄、任何社会文化背景的人都可能会患上此病。在一半情况下，恐怖症会在病发几个星期或几个月之后自行消失；否则，恐怖症就会成为生活的一部分，患者需要带着恐怖症勉强生活。因此极有可能低估了恐怖症患者的人数。而且，一个人在一生中可能会患上多种恐怖症，甚至在同一时期患上不同的恐怖症。

恐怖症一词让人望而生畏，并会扰乱人的生活。确实，我们对恐怖症的理解有点混乱，患者经常很难确定恐怖症的严重程度。在恐怖症一词及其实质之间，依然存在一定的距离和禁忌。同时，恐怖症一词并没有"被认真对待"，很多人都坚决拒绝使用该词，尤其是男性。因此，我们必须澄清：恐怖症是一种心理障碍，它属于焦虑障碍的一种，目前存在有效的治疗方法。第一步是区分真正的恐怖症和那些似是而非的恐怖症；只有专家才能做出诊断，并采取合适的治疗方法。

恐怖症的治疗采用心理治疗法，可以结合或不结合药物治疗。认知行为疗法是治疗特定恐怖症（动物恐怖症、恐高症、幽闭恐怖症、打针恐怖症、呕吐恐怖症等）的理想方法，也是治疗综合恐怖症的重要治疗方法，如广场恐怖症和社交恐惧。该方法的治疗效果令人满意，可以让病人找回久违的自由感。事实上，恐怖症的持续可能会使它变成慢性病，使患者产生成瘾行为，回避社交活动，产生抑郁，对自己的情感状态和工作产生负面的影响。因为恐怖症是一种真正的情感障碍，随着其严重程度和频率的增加，会真正阻碍病人的生活。尽管恐怖症不致命，患者还是应该迈出一步去医生那里咨询。鉴定恐怖症是第一步，包括鉴定它的性质、成因、症状、影响，医生会根据这些因素提出最合适的治疗方案。

附录 1
诊断标准

广场恐怖症诊断标准

《精神障碍诊断和统计手册》(DSM)

DSM - IV 在焦虑症这一章里描述了三种不同的障碍症：

- 不带广场恐怖症的惊恐障碍：F41.0x[300.01]
- 伴广场恐怖症的惊恐障碍：F41.01[300.21]
- 没有惊恐障碍病史的广场恐怖症：F40.00[300.22]

惊恐发作的诊断标准(根据 DSM - IV)

惊恐发作没有单独的诊断标准，而是通过诊断出特殊的障碍症之后再诊断惊恐发作(例如 F41.01[300.21] 伴广场恐怖症的惊恐发作)。

在某一极度恐惧或不适的时期，至少突然出现以下症状中的四种情况，并在不到 10 分钟之内程度达到顶点：

1. 心悸、心跳加速；

2. 流汗；

3. 肌肉颤抖；

4. "断气"或窒息的感觉；

5. 呼吸困难的感觉；

6. 胸部疼痛或不适；

7. 腹部疼痛或不适；

8. 感到头晕、虚弱、头脑空白或晕眩；

9. 丧失现实感(不真实的感觉)或人格解体(失去自我)；

10. 害怕失去自我控制或失去理智；

11. 害怕死亡；

12. 感觉异常(感到麻木或刺痒)；

13. 颤抖或阵阵发热。

广场恐怖症的诊断标准(根据 DSM - IV)

广场恐怖症没有单独的诊断标准,而是通过诊断出特殊的障碍症之后再诊断广场恐怖症(例如 F41.01[300.21]伴广场恐怖症的惊恐发作或 F40.00[300.22]没有惊恐障碍病史的广场恐怖症)。

A. 当惊恐发作突如其来,或某些情境极有可能引起惊恐发作,或出现与惊恐类似的症状时,患者很难逃脱或找不到救助,患者身处这样的地方或情境中感到焦虑。广场恐怖症患者的恐惧集中来自一些有显著特点的情境,包括独自一人在外,身处人群中,排在队伍里,在桥上、公车上、火车上或汽车里。

如果只是针对一个或几个特殊的情境,可以考虑诊断为特定恐怖症；如果是针对社交情境做出回避，可以考虑诊断为社交恐惧。

B. 要么对情境做出回避（例如减少旅行），要么带着痛苦和恐惧接受情境，或产生与惊恐发作相似的症状，或需要他人陪同。

C. 其他的精神障碍并不能更好地解释焦虑症或恐怖症的回避行为，如社交恐惧（例如因为害怕尴尬回避社交情境）、特定恐怖症（例如回避某一特殊的情境，如电梯）、强迫症（例如因为担心被传染而在别人家里回避脏东西）、创伤后应激障碍（例如回避与某一应激因素相关联的刺激）或分离焦虑症（回避离家或与家庭成员分离）。

F41.01[300.21] 诊断标准：伴广场恐怖症的惊恐发作（根据 DSM‑IV）

A. 同时满足标准 1 和标准 2：

1. 惊恐发作反复突发；

2. 在一个月内（或更长时间），至少有一次惊恐发作伴随以下症状：

a) 长时间害怕发生其他惊恐发作；

b) 担心惊恐发作可能带来的后果或结果（例如失去控制、心脏病发作、"失去理智"）；

c) 改变与惊恐发作相关的行为。

B. 出现广场恐怖症。

C. 惊恐发作不是某物质引起的生理反应（如会上瘾的物质、药物），也并非由一般的疾病引起（如甲状腺机能亢进）。

D. 其他精神障碍并不能更好地解释惊恐发作,如社交恐惧(例如因为害怕尴尬回避社交情境)、特定恐怖症(例如身处某一特殊的情境时)、强迫症(例如因为担心被传染而在别人家里回避脏东西)、创伤后应激障碍(例如回避与某一应激因素相关联的刺激)或分离焦虑症(回避离家或与家庭成员分离)。

F41.0x[300.01] 诊断标准: 不带广场恐怖症的惊恐发作(根据 DSM‐IV)

A. 同时满足标准 1 和标准 2:

1. 惊恐发作反复突发;

2. 在一个月内(或更长时间),至少有一次惊恐发作伴随以下症状:

a) 长时间害怕发生其他惊恐发作;

b) 担心惊恐发作可能带来的后果或结果(例如失去控制、心脏病发作、"失去理智");

c) 改变与惊恐发作相关的行为。

B. 没有出现广场恐怖症。

C. 惊恐发作不是某物质引起的生理反应(如成瘾性物质、药物),也并非由一般的疾病引起(如甲状腺机能亢进)。

D. 其他精神障碍并不能更好地解释惊恐发作,如社交恐惧(例如因为害怕尴尬回避社交情境)、特定恐怖症(例如身处某一特殊的情境时)、强迫症(例如因为担心被传染而在别人家里回避脏东西)、创伤后应激障碍(例如回避与某一应激因素相关联的刺激)或分离焦虑症(回避离家或与家庭成员分离)。

F40.00[300.22] 诊断标准：没有惊恐障碍病史的广场恐怖症(根据 DSM - IV)

A. 至少长期恐惧或回避以下其中两个情境：

- 人群
- 公共场合
- 独自出行
- 出门

B. 处于可能引发恐惧的情境时，突然出现焦虑症的症状，至少同时出现(从障碍症病发时起至少一次)以下症状中的两种，其中第一至第四项中的症状至少出现一种：

自主神经活动过度的症状：

1. 心悸、心跳加速(心动过速)；

2. 流汗；

3. 肌肉颤抖；

4. 口干舌燥(并非由药物或脱水而引起)；

呼吸系统和胃肠系统的症状：

5. 呼吸困难；

6. 窒息感；

7. 胸闷或胸部疼痛；

8. 恶心或腹部难受(例如胃"绞痛")；

心理方面的症状：

9. 感到头晕、虚弱、晕眩或头脑空白；

10. 感觉眼前的东西都不是真实的(丧失现实感)，或感觉自己不是"在眼前"，而是"飘向远处"(人格解体)；

11. 害怕自己失去控制、失去理智或晕厥；

12. 害怕死亡；

一般症状：

13. 感到阵阵发热或发冷；

14. 感到麻木或刺痒（感觉异常）。

C. 因为回避行为或焦虑症状而感到强烈的苦恼，并意识到自己症状是过分且不合常理的。

D. 当身处感到害怕的情境或想到这些情境时，这些症状一定会出现。

E. 最常用的排除广场恐怖症的标准：对情境的恐惧和回避（标准 A）不是因为谵妄的想法、幻觉或其他障碍症，如器质性精神障碍（F00－F09）、精神分裂症或一些类似的障碍症（F20－F29）、情感障碍（F30－F39）或强迫症（F42.－），也不是因为文化和信仰原因引起。

在大多数广场恐怖症的情况中是否伴随惊恐发作（F41.0），可以根据以下标准判断：

■　F40.00 不伴惊恐发作的广场恐怖症

■　F 40.01 伴惊恐发作的广场恐怖症

评估严重程度

■　为了评估 F40.00 的严重程度，可以根据特定的文化背景，详细说明回避的程度。

■　可以根据惊恐发作的次数来评估 F40.01 的严重程度。

社交恐惧和回避型人格的 诊断标准（DSM – IV – TR）

社交恐惧（社交焦虑障碍）

A. 在某个、几个或多个社交情境中，患者和不熟悉的人打交道或可能被他人注视时，感到持续而强烈的恐惧。患者担心自己的行为令人尴尬或丢脸（或者担心自己表现出焦虑的症状）。

注意：在儿童身上，我们应该观察他们与不同年龄的熟人交往的能力。他们在和其他儿童交往时可能也会突然出现焦虑，而不是仅仅和成人打交道才焦虑。

B. 暴露于感到害怕的社交情境会经常引起焦虑，其表现形式可能是该情境引发的惊恐发作。

注意：儿童会通过哭泣、生气、愣住或回避与陌生人的社交来表现自己的焦虑。

C. 患者认识到自己的恐惧过度且不合常理。

注意：儿童可能不会认识到这一点。

D. 患者带着强烈的焦虑和苦恼去回避或经历社交情境或需要表现自己的情境。

E. 对感到恐怖症的情境进行回避和焦虑性预期，或痛苦接受，这严重干扰个人的习惯、工作（学业）、社交活动或和他人的关系，或者说社交恐惧让个人感到十分痛苦。

F. 如果病人未满 18 岁，这样的情况至少持续 6 个月。

G. 恐惧和回避行为不是某物质引起的生理反应（如成瘾性物

质、药物)，也并非由一般的疾病感染引起。其他精神障碍并不能更好地解释恐惧和回避行为(如伴有或不伴有广场恐怖症的惊恐障碍、分离焦虑症、身体畸形恐怖症、广泛性法语障碍或人格分裂)。

　　H. 如果患有一般的疾病感染或其他精神障碍，那 A 中描述的恐惧应该和这些疾病没有关联。例如，病人如果患的是帕金森病，就不会恐惧口吃和颤抖；如果患的是神经性厌食，就不会害怕表现出自己不正常的饮食行为。

　　如果患者对大多数社交情境(如开展对话、参加小组活动、约会、和领导说话、参加晚会)都感到恐惧，则可以考虑是广泛性焦虑症。

　　同时还要考虑回避型人格的诊断。

回避型人格

　　广泛性的社交障碍，普遍感到自己没有能力，对他人的负面评价过度敏感，这些情况最早出现在刚成年的时候，受到不同环境的影响，至少表现出以下症状中的四种：

　　1. 因为害怕被批评、反对或拒绝，患者回避需要和他人交往的工作社交活动。

　　2. 患者犹豫是否和他人打交道，除非自己很肯定能得到他人欣赏。

　　3. 患者害怕丢脸、被嘲笑，和亲近的人交往也很谨慎。

　　4. 担心在社交情境中被批评或拒绝。

　　5. 因为无能感，患者在新的人际关系中受到抑制。

　　6. 认为自己缺乏社交能力，缺乏吸引力或低人一等。

　　7. 担心遭遇尴尬，尤其不愿冒风险或投入新的活动。

附录2
一个完整的临床案例

波利娜发音困难

波利娜来咨询的时候 11 岁半。两年来，她只能低声说话。这种发音困难并没有过度阻碍她的学习。她在外省的学校里上着跟普通人一样的课程，在学校里受到特殊的照顾。波利娜的父母及亲人认为，她的"问题"是在了解家里的一个秘密后产生的，当时她的咽炎刚刚痊愈（医生建议她在生病期间不要过分使用嗓子）。

医生的检查没有结果。在耳鼻喉科医生的建议下，波利娜先是去了一个心理治疗中心，然后又去咨询心理医生。当"她无话可讲"时，治疗停止。这些治疗方法至少可以让她很快回到学校去。以前她因为"感到羞愧"而拒绝去上学。

一年半后，波利娜一家搬了家，她在新的环境中开始上六年级。她父母为此做了准备：波利娜的爸爸在六月份就联系了治疗师和学校的老师，并特地赶过来告诉我们她女儿的情况。他希望在上学后，波利娜能接受治疗。

治疗师是行为主义心理学家。波利娜上了一学期课之后，治疗师与她见面。奇怪的是,波利娜细小的声音很容易被外面的声音(汽车、孩子的声音)盖过,但她并不为此感到尴尬。她在对话时好像根本没注意到这个问题。她说正音科医生对她的治疗中途夭折了。正音科医生承认自己的"尝试"并不可行,因为他认为"这是一个心理问题"。波利娜不能发的音只有一个"a",而且无法放松(她不喜欢躺着)。

当治疗师要求波利娜发"a"这个音,她变得满脸通红,失去了自信,她说这样做看起来很可笑,"这是婴儿发的音,会让她显得很滑稽"。最后她尴尬地发出了一个用力而嘶哑的音,然后开始道歉,开始为自己找理由。

波利娜的家庭收入不高,但是智力和语言水平良好。家庭的情况比较复杂。因为没有私家车,最近又搬到了乡下的一个小村庄,所以和别人的接触不多。波利娜的父母都已 50 多岁,有三个孩子。波利娜有一个 15 岁的哥哥,和一个小一岁的妹妹。父亲原先有过另外一段婚姻,还有两个至少 15 年未见的女儿。母亲在很年轻的时候有过两段关系,生下一男一女,他们曾经和波利娜一家一起生活。女孩七年前离家出走,再也不曾见面;四年前,男孩在患了三年的选择性缄默症(他在家人面前不说话)之后自杀。

波利娜知道她爸爸的故事,但是大家都对她隐瞒了妈妈的过去。知道这个家庭秘密可能会引起她失声。波利娜说自己在街上遇到了同父异母的姐姐,父母知道后很生气,拒绝回答她的问题:"为什么我的哥哥姐姐年纪那么大? 为什么他们不像我们三个一样取个'外省'的名字?"这件事情表现出这个家庭典型的交流方式:什么都不说,却一直潜伏着问题。随着大家的想法越来越多,"冲突"就会打破家庭的和谐。

波利娜的妈妈在前两个孩子出生和儿子自杀之后经历过抑郁的时期，需要住院治疗，并在疗养院休养。通过搬家，她"远离自己的过去"，病情得到好转。现在她已提前退休。

搜集资料：基本信息表

这一基本信息表由拉扎勒斯＊（Lazarus）提出，由科特罗＊（Cottraux）完善，其目的是了解行为的基本情况，包括明显的情况（公开的行为）和隐性的情况（隐性的行为，如思维、情感或认知），以帮助制定多种方法结合的治疗方案。

行为：波利娜无法大声说话。两年来，她一直细声说话，不管是自己一个人还是和别人交流的时候。

历时因素：

■ 在失去大声说话的能力（生理功能的表现）前有咽炎的后遗症；

■ 导火线似乎是突然知道家庭的秘密（令人紧张或令人失望的交流环境）；

■ 家庭的过往使得这一障碍症发作并持续。

家里的交际环境是大家都心照不宣，努力不起冲突，用"a"来维持家里的稳定。只有冲突可以打破家里窒息的环境。波利娜说她不敢去探究那些问题，"以免带来痛苦"（缺乏言语能力）。

波利娜的发音困难加强了家庭内环境的稳定性：大家都在谈论她的问题，这样可以避免其他问题（积极的强化）。

波利娜同母异父的哥哥自杀了，他曾患有三年的选择性缄默症（发音机能的情感表达）。

她的父亲是歇斯底里人格：他的话很多，什么都要发表自己的观点，通过讲述自己女儿的病情不停地引起别人注意（积极的强化）。

我们还注意到波利娜的家庭缺乏开放的社交生活（缺乏言语能力的训练）。

情感（情绪）：这方面资料较少。波利娜对自己的行为并不感到尴尬，当别人不听她讲话时（在小组活动中），她会感到伤心。当有人问她讲了什么时，她会感到焦虑。当要求她大声地发出"a"这个音时，她感到更加焦虑。她也有预期性的焦虑（"别人会怎么看我？"）。她对自己发这个音感到羞愧，并觉得十分可笑。

感觉（身体感觉）：当小声说话时，波利娜没有什么感觉，只有在我们要她解释时，她才脸红。当大声说话时，波利娜会觉得脸红，呼吸加速，心动过速，肩膀和脖子缩紧（她说："我的肌肉在收缩。"）；发音的时候，她感觉"喉咙发痒"。

想象（产生心理表象的能力）：波利娜可以叙述自己的梦和回忆。当大声说话时，她无法回忆。

认知（与情感关联的自动思维）主要和社交焦虑引起的强烈的"公众场合的自我认知"有关（重心在于关注他人的想法）："他们会怎么说我？""他们会觉得我很奇怪。""我很滑稽。"

人际关系（维持人际关系的能力）：波利娜的朋友很少，但是和朋友的关系十分稳固。她对友情十分忠实（她会定期地打电话或写信给搬家前认识的朋友）；她要求别人只和她做朋友（当朋友和别人说话时，她会感到嫉妒）。因为自己发音困难，她不喜欢小组活动，似乎从来没有主动尝试小组活动（她从来都不愿意参加群体性活动）；如果新的人际关系会引起自己发音困难，她就会害怕并回避（负面强化）。波利娜和朋友没有任何矛盾，她一直被保护着（正面强化）。她说："他们可能很难和我吵架。"家庭缺乏开放的人际关系，父亲的人格不能起到积极的作用。她说自己的父亲行为古怪，朋友们都觉得他很"奇怪"。她和兄弟姐妹的关系也一般。"我的哥哥是个男孩，所以……"；她"讨厌"自己的姐姐，因为"姐姐觉得自己是老大，可以为所欲为"。

药物：波利娜从来没有针对发音困难或焦虑接受药物治疗。

病人的期待：波利娜并没有因为自己的障碍症而感到难受。在学校里，她一直处于被保护的状态。如果发音可能使她难堪，老师就不会让她发言。当老师提问她时，同学们都会安静下来，因为她的特殊情况而不与她争论（正面强化）。因为她的性格，问题行为并没有得到解决，先前的治疗失败。波利娜及其父母对治疗的看法似是而非：既然情感上的打击导致发音困难，那么反过来另外一次情感打击也许就可以治愈。他们尝试制造这种打击。因此，波利娜的父亲重新和前妻的其中一个女儿取得联系。这个女儿先是和波利娜进行通话，后来还来看她。父母会随时偷偷观察波利娜偶尔大声讲话时的发音。波利娜不敢想象自己到了青少年或成年时期都还有这个问题。她很想摆脱发音困难，但是她不想慢慢取得进步，不想一步步摆脱这几个"可笑的"发音（她可能会打破和朋友保持的现有的平静）。她希望自己一夜之间就能大声说话。

期待（治疗师对治疗结果的预期）：病情得到缓解。一方面，症状的持续时间、对生活造成的障碍、波利娜被他人保护的情况有所缓解，同时家里人，尤其是波利娜的父亲允许进行多种方式结合的综合治疗。但是另一方面，从认知行为的观点来看，波利娜的发音困难并没有考虑在内。通过这种新的治疗方法，波利娜可以表现得十分主动。一开始和波利娜的充分接触使治疗师做出这样的决定。

治疗策略

功能分析可以搜集一些关于行为的信息，可以让治疗师了解哪些现有因素（环境、认知和机能等因素）是引起该行为持续的变量。治疗策略将针对这些变量，即发音机能障碍、引起波利娜发音困难的情境所带来的焦虑。

发音机能障碍属于以下两个层次：

- 认知（了解发音器官的机能）；
- 身体的机能（功能锻炼）。

波利娜的焦虑通过以下方式进行治疗：

- 通过学习松弛法控制焦虑；
- 功能锻炼和现实暴露法进行前或进行时，波利娜会觉得自己无法做到或觉得自己很可笑，针对这些想法进行认知重构；
- 调整面对焦虑情境时的状态；
- 讨论波利娜的发音困难对同学关系产生的影响，以及家庭和学校的哪些方面强化了障碍症；
- 从认知层面了解维持障碍症或恢复大声讲话能力后对个人带来的好处和不便；
- 了解波利娜的家里人和老师的态度，改变他们对波利娜的期待。

治疗方法

大声发音是需要建立的新行为。需使用相应的条件反射的方法：

■ 进行正面强化，增加这一行为的强度和频率：鼓励、通过录音来听自己的讲话、在交际中取得成功……

■ 循序渐进形成这一行为（塑造）。通过每个阶段的强化，逐渐掌握大声发音这一行为。

大声发音构成真正的讲话恐怖症。通过学习与焦虑反应相反的行为，治疗师试图消除因为焦虑而拒绝或回避大声说话的反应。为了实现这一相反的条件反射，利用系统脱敏法，同时学习松弛法（新的行为），然后逐渐通过想象暴露于引起大声讲话恐惧的情境，从最不焦虑到最焦虑进行排序。再逐渐现实暴露于脱敏的情境，最后保证扩展到所有情境。

这些方法可以消除波利娜周围的人形成的强化，尤其是在学校（发言时被保护，需要大声说话的活动被回避，如合唱、戏剧等）和家里（如波利娜的父亲为了个人目的利用她的障碍症，通过情感打击进行"原始治疗"等），帮助治愈发音困难。认知疗法旨在减少波利娜无效的期待、面对发音困难时的不合理观点及引起的恐惧程度。

治疗协议

通过建立协议让患者配合治疗，并让患者产生正面的期待。协议涉及治疗目的，很明显，在本案例中，目的是波利娜恢复正常的发音；协议同时涉及治疗的方法：

- 治疗师阐述治疗的总体原则和具体方法,同时指出它们和不同变量之间的联系,这些变量是应该努力让波利娜了解的。
- 治疗师强调治疗的成功有赖于患者的积极配合;尤其是有效的治疗不仅仅局限于每周和治疗师的见面,同时需要平时完成任务,如松弛、拿着本子练习发音、逐渐暴露于焦虑的情境……
- 治疗师明确这些任务必须一个人完成:波利娜必须在没有家人帮助的情况下独自完成。
- 协议中明确理论基础,同时告知波利娜家人治疗方法及其循序渐进的特性,以改变他们对治疗的理解;理解协议内容让家人更加配合,并出现积极的期待。必要时可以进行暗示。

治疗效果的评估

以认知行为法为基础的实验主义方法论要求通过实验来检验假设,以评估其有效性。治疗开始之后,治疗师通过评价目标行为的改变程度来检验治疗方法是否有效。治疗之前对问题行为的评估是基础。

录音是评估治疗效果和波利娜进步程度的主要工具。录音也可用于强化波利娜,让她重听先前的录音,使她在治疗之外更加积极主动地完成任务。每次治疗都会录音,选择一些词语和句子,让波利娜在家里练习,并记在自己的小本子上。最基础的级别是在第二次治疗时录下的低声细语。

最基础的级别标识为 0,因为波利娜只发了一些音。

这是评估的基础。基础建立后,治疗师开始治疗,并观察治疗的效果。通常来说,为了明确治疗效果与治疗程序有关,而不是因为其他未知的变量,治疗师在治疗中会暂停一下来观察效果,然后再继续。波利娜接受的治疗根据治疗师的假设主要分成两部分,两者结合可以恢复声音。第一部分是在最初进行的声音功能锻炼,第二部分是减少面对发音困难情境的社交焦虑,利用"新的发音"强化进步,让波利娜最终得以大声说话。

在波利娜的案例中,不能随着治疗的进程来建立临床记录。我们首先观察第一个变量(功能锻炼)的效果,然后再同时观察两个变量的效果。

开展治疗

每次治疗都根据下列顺序展开:

1. 检查患者本周在家里完成的任务;

2. 松弛;

3. 通过录音评估患者在家里准备好的单词、句子或阅读的文章;

4. 从录音材料入手进行发音的功能锻炼;

5. 系统脱敏;

6. 认知重构;

7. 总结;

8. 布置下周在家里要完成的任务。

发音功能锻炼

功能锻炼从认知重构开始。认知重构旨在让患者了解发音器官。治疗师利用解剖图,要求波利娜通过触摸相应的身体部位来了解它。我们特别强调循序渐进、相互协调的发音"步骤",强调它们的重要性和功能:

■ 呼吸,这是首要因素,呼气产生"气流"使声带振动;

■ 在呼气时振动的声带发出声音;

■ 咽部将声音放大。

我们对波利娜指出,这些现象部分是由我们根据想要发出的声音进行控制的:

■ 从人体机能来看,我们根据声音的大小来控制呼吸的强弱、声音的紧绷程度(可以通过抬头或压低下颌来控制)、开口的大小等;

■ 从中枢神经系统来看,我们根据目的(交谈、打电话、阅读)来设计程序,并根据听众或身体感觉(振动)进行修正或调整(反馈),同时也通过其他的感觉和因素来调整(例如喊叫:如果别人没有因为我们喊他而转身,那么我们就会喊得更加大声)。

在波利娜的治疗过程中,我们对她无法大声说话的情况进行假设:

■ 根据发音的步骤(呼吸和发音不相符——如果呼吸太强或太弱,都无法说话;呼气时声带没有很好振动,声门开口太紧——好像"喉咙里含着球"一样——或太大);

■ 还有程序设计(程序存在,但是因为波利娜太在意别人的看法——"他们觉得我很可笑。""我会脸红。"——一想到大声说话就会感到焦虑,这个程序受到干扰。反馈也不能发挥作用,因为它被其他的信息和波利娜的主观理解而干扰——"我很可笑。""这个声音很奇怪。""他们会认为我有问题。"）

因此治疗师对波利娜指出（同时提醒她治疗协议），她的问题行为是各种干扰导致的结果，最好一起进行治疗。治疗同时针对声音（发音技巧）、思维和社交焦虑的管理。

发音技巧

要求波利娜多次发"a"音，其目的是让她能够描述发音时的感觉。她感到肩膀、脖子的肌肉紧张。当声音变沙哑时，她感觉自己的喉咙有东西在摩擦。据她自己描述，她会把肩膀前倾，微微抬起下巴。为了让身体得到放松，建议波利娜坐着学习松弛（因为原先正音科医生建议的躺着放松的方法失败）。在掌握发音技巧期间，为了不让波利娜认为发音练习是幼稚的事情，有必要练习快速发音，即使那样的声音粗鲁难听。

然后，在每次治疗期间，治疗师需观察、倾听波利娜的发音，她的录音是治疗得以改进的基础。从第一次治疗开始，找一些简单的以 a 开头的单音节或双音节单词，以游戏的方式让波利娜发音，尽量让别人听清，直到自己满意为止。

治疗根据下列顺序展开：

- 以元音开头的单音节或双音节词；
- 双音节词；
- 带冠词的双音节词；
- 带冠词的三音节词；
- 带冠词的四音节词；
- 四五个单词组成的句子，可以读或事先准备；

- 文章的片断；
- 读尽可能长的文章，直到累了为止；
- 阅读对话；
- 在"脑海中"准备句子；
- 对话。

松弛法

利用松弛法的目的是减少焦虑、缓解肌肉紧张。在进行声音功能操练时，重点在于放松脸部、脖子、肩膀的肌肉及呼吸。

呼吸

在第七次治疗时，波利娜可以发出多音节的单词，并让别人听到，此时开始呼吸技巧的练习。前几次治疗的录音（在家里练习的录音）和评估显示，波利娜的发音和音节没有关系。她解释这是因为她自己在每个音节之间都会呼吸一次。通过对波利娜的观察，我们发现她在呼气完成时发音，而且她的呼吸较为虚弱，因此很快就会缺氧，有点气喘吁吁的样子。当大声发音时，波利娜注意到自己的腹部肌肉紧缩，在呼吸的时候是不动的（这会阻止横膈膜的回升）。只有胸廓的上部在动，使得咽喉肌肉系统过度紧张（波利娜以为是肩膀和脖子的肌肉紧张）。

我们让波利娜注意自然的呼吸方式，要求她放慢速度，并放大动作的幅度，以达到平静地深呼吸。我们特别强调吸气和呼气之间停顿的时间（数到三）。停顿的目的是让患者感到对空气的需要，这样可以扩大胸廓，使肌肉放松、肺泡扩张。呼气（收腹）、暂停、呼气（放松并鼓起腹部）。

很快，就在第七次治疗期间，波利娜成功地将音节连在一起，并能根据单词的长度决定自己的呼吸。在松弛时再次使用这种呼吸技巧。

发音

治疗师一开始像吊嗓子一样发出"a"音，然后发一些简短的单词，但是波利娜无法把握节奏，重新变得十分小声，最多也只能发出沙哑的声音。治疗师于是决定放弃这种方法。从那以后，该方法被用于音域的练习，波利娜试着找回在练习中产生的音色。治疗师想要达到的目的是通过轻松地压低下颌或低头来放松声带，同时还要感知发声过程中舒服或不适的感觉。录音可以让患者感知得更全面。

松弛

通过肌肉群交替收缩（波利娜的感觉）和放松，使得肌肉得到放松；不同肌肉群利用不同的放松法；最后能够实现坐着放松。根据这些要求，治疗师采取雅各布森松弛法。花六次治疗的时间让患者学习松弛法。每次结束治疗时，波利娜都会带着录音磁带离开。她将松弛后的状态与脑海里浮现的喜欢的画面（带着小狗在乡下散步）联系起来。每次学完松弛法，波利娜在呼气的时候屏住呼吸（数到三），再次放松，并同时回想脑海里的画面。

系统脱敏

这一治疗方法包括四个步骤：

■ 根据焦虑的程度（从低到高）对引起焦虑的情境进行分级；

■ 学习松弛；

■ 在松弛的状态中面对分级好的情境；

■ 在每次治疗期间进行现实暴露。

其次，经患者同意，将系统脱敏和真实生活中的暴露联系起来，即真正暴露于原先想象出来的情境中。

对引起焦虑的情境进行分级

根据焦虑程度（从低到高），我们和波利娜一起对引起焦虑的情境进行分级（0～100 进行打分）。最基础的引起焦虑的情境为在某人面前大声说话。随着波利娜在声音功能操练中的进步，根据发音的长短将情境分成三个等级：

根据焦虑程度将情境分成三个等级（0～100 打分）

第一级（%表示焦虑程度）

➡ 5%：和心理医生讲话。

➡ 10%：和街区小超市的收银员讲话。

➡ 15%：和超市的收银员讲话。

➡ 20%：和教主课的老师讲话。

➡ 25%：在大巴上和邻座的人讲话。

➡ 30%：在村里呼唤小狗。

➡ 40%：某人经过时呼唤小狗。

➡ 60%：在家里和朋友说话（与父母和小孩说话）。

➡ 65%：和不认识的父母的朋友说话。

➡ 70%：和一个不怎么认识的男孩或女孩说话。

➡ 72%：和学校校长说话。

➡ 80%：和小伙伴说话。

➡ 100%:在课堂上发言。

第二级:大声地说出短句

再次进行第一级中的项目。

第三级:对话(即兴的)

➡ 0%:和心理医生讲话。

➡ 5%:和我的小狗对话。

➡ 15%:和心理医生进行对话。

➡ 20%:对着录音机即兴讲一个句子。

➡ 40%:和妈妈对话。

➡ 50%:和好朋友对话。

➡ 55%:向妈妈背诵一篇课文。

➡ 60%:和爸爸对话。

➡ 70%:与妈妈和姐姐对话。

➡ 75%:单独和哥哥对话。

➡ 78%:和父母对话。

➡ 80%:和一个同学对话。

➡ 85%:和姐姐对话。

➡ 90%:和家人一起对话。

➡ 95%:和法语老师进行对话。

➡ 95%:和哥哥及其一个朋友进行对话。

➡ 100%:和几个同学进行对话。

在治疗的第一阶段,这一级的项目不再调整。

每次治疗开始时,都学习新的放松技巧,在系统脱敏开始之前,这些放松技巧不再重复。我们只要求波利娜通过回想脑海里的画面和屏住呼吸来恢复放松的状态。

脱敏

当波利娜掌握了松弛技巧之后开始脱敏练习。

第一次治疗

采用第一等级中的最初四个情境进行脱敏。波利娜坐在单人沙发上。

治疗师的讲话可以帮助波利娜放松

"在开始脱敏之前,我会要求你恢复到治疗一开始时的放松状态。——闭上眼睛。将注意力放在你的呼吸上……呼气……在开始吸气之前数到三。你要平静地呼吸……现在你想象自己带着小狗去乡间散步。这是夏天,你坐在树荫下休息。你看着天空,看看天上的云是否像动物或人。小狗在你身边睡觉。你感到很舒服,微风轻轻吹过你的脸庞,感觉很凉爽。风吹得树叶沙沙作响,你闻到青草温热的味道……"

(根据评估,回到放松的状态后,波利娜的焦虑值为 0。)

"我会让你想象分级中的一些画面。你要仔细地想象,它们或多或少会干扰你放松的状态。当画面清晰地呈现在你眼前,你略微抬高左手向我示意。——首先我要你想象在我办公室的场景。晚上,开着灯,你坐在常坐的沙发上,而我坐在我的沙发上。我们在讨论你要在家里完成的任务。你决定在我们谈话时大声念一个单词,这出乎我的意料。想一下这个单词,你把它发出来……"

(在几秒钟后,波利娜抬起左手。暂停 15 秒)

"很好，你可以不想这个画面了。在你想象这个画面时，你的焦虑程度增加了多少？（波利娜说焦虑没有增加）现在，想象和小狗散步的场景，放松自己。"

（暂停30秒）

"现在，你想象自己吃完晚饭后去小超市买东西。你走近收银台，在那等着，因为你前面有一个人在结款，你在准备零钱。你决定在收银员收钱的时候谢谢他。现在轮到你了。你把盐盒递给他，他把价格扫进机器，你把钱给他。收银柜打开了，收银员拿起零钱给你，同时关上收银柜。你拿着钱和小票，大声地向他道谢。然后你离开……"

（在几秒钟之后，波利娜抬起左手。再次暂停15秒让她想象这个画面）

"很好，你可以不想这个画面了。在你想象这个画面时，你的焦虑程度增加了多少？（波利娜回答说25％）现在，想象和小狗散步的场景，放松自己。"

治疗的开展

第二个情境在第二次想象的时候，焦虑的程度降为10％。

在第三次想象的时候，焦虑的程度降为5％。此时过渡到第三个情境，因为这个项目引起的焦虑程度为5％，所以想象一次就足够。第四个情境想象两次后，焦虑程度降为5％。

脱敏治疗一直这样展开：我们将波利娜的注意力吸引到颜色、时间、地点、声音和气味上来……让波利娜尽量想象，从而让她不能逃避或回避：

■　她必须维持这个画面15秒钟；

■　她必须评估这个画面引起的焦虑程度；

- 然后她可以放松；

- 再次想象同样的画面，直到焦虑程度可以接受（一般每个项目想象 3～4 次）；

- 放松；

- 过渡到下一个项目。

每次治疗开始时重复上一次治疗最后想象的画面，同时增加分级表中的 2～3 个情境。

治疗间隔期间的暴露

与此同时，还要在现场实现这些情境，仍然根据分级表的情境进行，其目的是降低情感的干扰，尤其是改变大声发音时的行为（先是强化发音功能锻炼，推广到更多的情境）。刚开始暴露时，波利娜的声音十分沙哑，所以从想象过渡到实践需要小心谨慎地进行。我们强调，情境引起的焦虑波利娜可以承受才行，她尝试的情境极有可能让她成功。最好让波利娜自己做出决定和选择，而不是让她产生失败的感觉，并且根据波利娜对任务的接受度和面对情境的能力来限制要完成的任务。为了帮助她完成自我暴露或家庭任务，有必要采取角色扮演和模仿（治疗师是榜样）的方法，这样可以呈现一些意想不到的干扰因素。进行暴露时，没有人陪着波利娜。每次治疗结束时，治疗师布置暴露任务，要求在下个星期完成。为了不让波利娜面临失败的情境，我们为每一个情境设计了两个行动方案：一个与情境相符的最佳方案，另外一个为最坏打算或"补救措施"，它针对焦虑很严重的情况，当然，焦虑程度还是符合情境的实现的。

第二次治疗

在第二个星期进行第二次治疗（治疗共有 15 次），其任务是

"在大巴上和邻座的人讨论"（在第一等级中，此情境的级别为 25％）。

治疗师和波利娜共同确定一个场景。场景中，波利娜坐在一个朋友的旁边。晚上回学校的途中，波利娜要和朋友谈论白天发生的一件事情。波利娜扮演自己，而治疗师扮演朋友的角色。

我们很快发现了一个环境上的问题：大巴发动机的噪声。如果大巴停下来，波利娜觉得自己大声说出的词会产生回音。因此可以将大声发音的情境根据焦虑程度分成三种情况：大巴停下，大巴在平地上，大巴在爬坡时，这三种情况引起的焦虑从大到小。治疗师扮演朋友的角色，说："喂，你说得大声一点。"

波利娜不知怎么回答。接下来我们要求调换角色。

当波利娜也说"你说得大声一点"时，治疗师回答："你知道的，我在一个心理医生那里治疗发音的问题。在办公室或自己在家时，我可以大声地发音。但是有别人在的时候，我觉得很难，因为我担心别人的反应。所以我要一步步来，一开始找的人或情境不能让我太焦虑，然后再一点点加强。这样，我就会越来越不焦虑，最后就可以在任何时候和任何人大声说话了。"

他们再次交换角色，波利娜成功地说出了角色扮演中的这些话。最后，波利娜开始执行这个任务。如果她太焦虑的话，可以先暴露于焦虑最少的情境（大巴爬坡时）。

家庭任务

在制定治疗协议时，波利娜十分赞同进行家庭任务，以延长治疗时间，并推广到更多的情境。在每次治疗结束时布置家庭任务，并在下一次治疗时检查。根据治疗的开展情况，这些任务涉及：

■　重复发音练习，读单词、句子（写在本子上）和文章；

- 利用磁带练习松弛；
- 对引起焦虑的情境进行分级；
- 暴露任务。

我们告知波利娜的父母，这些任务需要她一个人完成。

结果

因为学校放假，治疗中途停止。小女孩没有完全恢复正常的发音。她声音沙哑，但是可以听清。她的对话还局限在句子上。我们建议她在开学后继续治疗。

治疗中断后的三个月，我们失去了她对治疗的反馈。

根据波利娜的进步，我们无须怀疑发音功能锻炼的效果。通过控制呼吸，波利娜能够发出连续的音，随着说话的节奏进行呼吸。她讲话的耐力更加持久。尽管说话时肩部肌肉的紧张得到缓解，她的嗓音依然沙哑。

治疗后的随访：恢复正常发音

听力发音反馈可以让我们根据听到的内容（声音通过呼吸道、外耳、骨骼、运动感觉神经进行传播）调整讲话。焦虑使得波利娜对这一系统特别敏感。为了绕开这一系统，需要剥除一部分听力信息。更确切地讲，我们要阻止波利娜在大声讲话时听自己的声音。

要求波利娜大声读一篇课文，期间听众播放大声的音乐，以阻止她听到自己的声音。而且，波利娜为了盖过这段音乐，会自然地对声音做出评估，这是我们尤其关注的方面。同样，波利娜也不能获取视觉信息，因为她在读文章，看不到我们。同时，只有得到坐在波利娜面前的治疗师示意，她才能够停下阅读。她恢复了正常的发音，我们让波利娜在声音干扰中延长阅读的时间，然后慢慢地降低音乐的声音，最后完全停止播放音乐，这样让她慢慢适应新的反馈（她正常的声音）。

在治疗结束两年后，波利娜在行为上和心理上的变化依然保持，而且没有观察到与其他物体或情境相关的恐惧反应。

附录 3

与治疗相关的术语简表

自我肯定(Affirmation de soi)：因为焦虑，患者行为缺乏心理社交能力，为了恢复这些能力而实施的所有治疗手段称为自我肯定。例如，发展与情境更加符合的心理对话："我做不到在公众场合冷静地讲话，但是我完全可以表达出自己的想法和感觉。"而不是说："我应该一点都不怕，我应该十分镇静，我应该精确地表达出自己的观点。"

功能分析(Analyse fonctionnelle)：用来确定行为产生的因素，更确切地讲，确定行为根据什么产生。在认知行为疗法中，有多种功能分析表，如 Basic Idea，Secca，Sorc（Mirabel-Sarron et Dardennes），1998）。

焦虑性预期(Anticipation anxieuse)：指在患者要面对的情境发生之前产生或他认为可能发生某个情境时的生理、行为和认知反应。

引起焦虑的物体或情境(Anxiogène)：当物体或情境中的某些因素（如形状、颜色或态度……）可能引起焦虑反应，我们称之为引起焦虑的物体或情境。

社会学习（Apprentissage social）：通过对行为的观察和模仿进行习得，我们会学习、记忆这些行为，并在适当的时候采取这些行为。

自我控制（Auto-contrôle）：有意识地根据个人的局限和愿望进行推理的能力。个人会采取想要的行为，抑制自己不喜欢的行为。

行为（Comportement）：个人可以被观察到的所有反应和行动。

条件反射（Conditionnement）：在生物身上，通过操作而习得的反应，不属于先天的反应。

解除条件反射（Contre-conditionnement）：一步步打破两个刺激之间的联系，促进一个刺激与另一个与病理性行为相反的刺激产生关联。例如，将看到蛇与一段美妙的音乐关联，恐惧就会慢慢消失，因为恐惧和音乐会产生竞争。

认知（Cognition）：与现实相关的知识、看法和思维。例如，社交认知涉及对自我和他人的认识。

治疗协议（Contrat thérapeutique）：内容涉及治疗目的和治疗方法，也包括对疗效的评估方法。协议中也明确规定病人需要和治疗师充分合作。

回避（Evitement）：远离某个引起焦虑（或担忧）的物体（或情境）的行为。

消除恐惧反应（Extinction des réactions phobiques）：指利用某种具体的方法来逐步减少恐惧反应。这种方法可以鼓励患者直面恐惧刺激，回避行为不再受到强化。更确切地讲，可以通过停止对恐惧的强化来消除恐惧反应。

厌恶疗法（Levée de l'aversion）：这种方法不再用于恐怖症的治疗。该方法的目的在于发展出对恐惧经历的厌恶。如果患者有恐惧反应，并伴有多种回避行为，他们接受电击，并只有在直面恐惧情境（看、触碰……）的时候才可以停止。如果他们避开目光或停止触碰，就会重新受到电击，迫使他们重新面对恐惧情境。

示范法（Modeling）：这一治疗方法教病人如何在某个情境采取最合适的行为。治疗师采取行为，病人观察。"看我，用笔记录受到批评时我做了什么。然后你跟我讲，在我回应批评的行为中，你有没有观察到自己想要学习的反应。"

正强化（Renforcement positif）：在有些行为之后产生有利的结果，并有能力去控制。个人会积极行动，以获得这些有利的结果（礼物、工资、他人的赞同与贺喜……）

认知重构（Restructuration congnitive）：有些不合适的想法会使人采取病理性的行为，用以改变这些想法的所有治疗方法称为认知重构。例如，"我敢肯定，如果我坐地铁，而地铁停在两个站点之间，我会手足无措，我会完全疯了的"。

认识图式（Schéma cognitif）：根据主题集合的所有知识。图式促进思维（有时是自动思维）的形成，并影响行为。例如，无能感的图式会抑制人的主动性，使你不"敢"尝试新事物。

塑造（Shaping）：通过这种治疗方式，治疗师积极地分阶段塑造行为。例如，"在群体中讲话"包括姿态行为的解构（目光、声音、姿势……）和言语行为（发表意见、提要求、演讲、提问……）。

刺激（Stimulus）：引起部分器官反应的物体或情境。

主观度量尺度（SUD）：主观衡量想象或现实中面对恐惧情境时感受到的焦虑程度。一般来讲，根据这一衡量尺度，看到蛇照片的恐惧程度用百分比表示为 20％，看到关在笼子里的蛇引起的恐惧程度为 60％。

韦式儿童智力量表（WISC－R）：韦斯克勒编制的评估智力水平的测验工具。

附录 4
恐怖症目录：专家的分类

A

洗澡恐怖症（Ablutophobie）：恐惧洗漱或洗澡。

昆虫恐怖症（Acarophobie）：恐惧被昆虫咬。

恐酸症（Acérophobie）：恐惧酸性的东西。

黑暗恐怖症（Achluophobie）：恐惧黑暗。

声音恐怖症（Acousticophobie）：恐惧声音。

恐高症（Acrophobie）：恐惧高处。

空旷高处恐怖症（Aéroacrophobie）：恐惧位于高处的空旷空间。

空气恐怖症（Aérophobie）：恐惧被空气传染。

疼痛恐怖症（Agliophobie）：恐惧疼痛。

广场恐怖症（Agoraphobie）：对空旷的场所、公共场所或离开熟悉的地方感到恐惧。1878 年，韦斯法尔和罗格朗·德·索尔首先将它作为临床症状进行详细描述。

性虐待恐怖症（Agraphobie）：恐惧被性虐待。

野生动物恐怖症（Agrizoophobie）：恐惧野生动物。

街道恐怖症（Agyrophobie）：恐惧街道或横穿街道。

尖刺物恐怖症（Aichmophobie）：恐惧尖刺物。

恐猫症（Ailurophobie）：恐惧猫。

恐鸡症（Alektorophobie）：恐惧鸡。

选择恐怖症（Allodoxaphobie）：恐惧选择。

灰尘恐怖症（Amathophobie）：恐惧灰尘。

开车恐怖症（Amaxophobie）：恐惧开车。

步行恐怖症（Ambulophobie）：恐惧步行。

记忆丧失恐怖症（Amnésiphobie）：恐惧丧失记忆。

车祸恐怖症（Amychophobie）：恐惧车祸。

注视恐怖症（Anabléphobie）：恐惧用目光搜寻或恐惧注视。

恐风症（Anémophobie）：恐惧风。

窒息恐怖症（Anginophobie）：恐惧急性呼吸道疼痛（伴窒息感）。

英国文化恐怖症（Anglophobie）：恐惧英国文化。

愤怒恐怖症（Angrophobie）：害怕生气。

恐花症（Anthophobie）：恐惧花。

社交恐惧（Anthropophobie）：恐惧人或社会。

洪水恐怖症（Antlophobie）：恐惧洪水。

单身恐怖症（Anuptaphobie）：恐惧保持单身。

无限恐怖症（Apeirophobie）：恐惧无限。

被接触恐怖症（Aphenphosmphobie）：恐惧被接触。

恐蜂症（Apiphobie）：恐惧蜜蜂。

截肢恐怖症（Apotemnophobie）：恐惧截肢。

蜘蛛恐怖症（Arachnophobie）：恐惧蜘蛛。

数字恐怖症（Arithmophobie）：恐惧数字。

人类恐怖症（Arrhenphobie）：恐惧人类。

恐火症（Arsonphobie）：恐惧火。

虚弱恐怖症（Asthénophobie）：恐惧昏厥。

天体恐怖症（Astrophobie）：恐惧星星或天空。

不对称恐怖症（Asymmétriphobie）：恐惧不对称的事物。

运动失调恐怖症（Ataxiophobie）：恐惧失去肌肉的协调。

混乱恐怖症（Ataxophobie）：恐惧混乱。

不完美恐怖症（Atélophobie）：恐惧不完美。

遗迹恐怖症（Atephobie）：恐惧遗迹残址。

被遗忘恐怖症（Athazagoraphobie）：恐惧被遗忘。

原子弹爆炸恐怖症（Atomosophobie）：恐惧原子弹爆炸。

失败恐怖症（Atychiphobie）：恐惧失败。

恐金症（Aurophobie）：恐惧金子。

假人恐怖症（Automatonophobie）：恐惧自动木偶或蜡像假人。

自身不洁恐怖症（Automysophobie）：恐惧自己不干净。

独处恐怖症（Autophobie）：恐惧独处。

飞机搭乘恐怖症（Aviophobie）：恐惧乘坐飞机。

B

微生物恐怖症（Bacillophobie）：恐惧微生物。

细菌恐怖症（Bactériophobie）：恐惧细菌。

重力恐怖症（Barophobie）：恐惧重力或恐惧被吸进地球中心。

无法站立恐怖症（Basophobie）：恐惧走路或跌倒。

深渊恐怖症（Bathophobie）：恐惧深渊。

植物恐怖症（Batonophobie）：恐惧植物

书籍恐怖症（Bibliophobie）：恐惧书籍。

黏液恐怖症（Blennophobie）：恐惧黏液。

体味恐怖症（Bromidrophobie）：恐惧体味。

毒菇恐怖症（Bufonophobie）：恐惧有毒的蘑菇。

C

丑陋恐怖症（Cacophobie）：恐惧丑陋。

新奇恐怖症（Cainophobie）：恐惧新奇事物。

美女恐怖症（Caligynephobie）：恐惧外形靓丽的女性。

癌症恐怖症（Cancerophobie）：恐惧癌症。

心脏恐怖症（Cardiophobie）：恐惧心脏。

肉类恐怖症（Carnophobie）：恐惧肉类。

奚落恐怖症（Catagelophobie）：恐惧被奚落。

爬高恐怖症（Catapédaphobie）：恐惧爬高处。

恐坐症（Cathisophobie）：恐惧坐下。

镜子恐怖症（Catoptrophobie）：恐惧镜子。

新事物恐怖症（Cénophobie）：恐惧新的思想或事物。

头发恐怖症（Chaetophobie）：恐惧头发。

惧冷症（Cheimaphobie）：恐惧寒冷。

化学恐怖症（Chemophobie）：恐惧化学产品。

快乐恐怖症（Cherophobie）：恐惧快乐。

恐雪症（Chionophobie）：对雪感到恐惧。

跳舞恐怖症（Chorophobie）：恐惧跳舞。

金钱恐怖症(Chrometophobie)：恐惧金钱。

色彩恐怖症(Chromophobie)：恐惧色彩。

时钟恐怖症(Chronomentrophobie)：恐惧时钟。

时间恐怖症(Chronophobie)：恐惧时间。

食物恐怖症(Cibophobie)：恐惧食物。

幽闭恐怖症(Clautrophobie)：恐惧幽闭空间。1879 年由巴尔提出。

闭锁恐怖症(Cleisiophobie)：恐惧被锁在一个局促的空间里。

偷窃恐怖症(Cleptophobie)：恐惧偷窃东西。

阶梯恐怖症(Climacophobie)：恐惧阶梯，恐惧从阶梯上摔下来。

睡觉恐怖症(Clinophobie)：恐惧上床睡觉。

绳子恐怖症(Cnidophobie)：恐惧绳子。

墓地恐怖症(Coimetrophobie)：恐惧墓地。

便秘恐怖症(Coprastasophobie)：恐惧便秘。

断崖恐怖症(Cremnophobie)：恐惧绝壁悬崖。

电脑恐怖症(Cyberphobie)：恐惧电脑。

自行车恐怖症(Cyclophobie)：恐惧自行车。

波浪恐怖症(Cymophobie)：恐惧波浪

恐狗症(Cynophobie)：恐惧狗类。

娼妓恐怖症(Cypridophobie)：恐惧娼妓。

D

决策恐怖症(Décidophobie)：恐惧做决定。

疯狂恐怖症(Démentophobie)：恐惧精神失常。

恶魔恐怖症（Démonophobie）：恐惧恶魔。

恐树症（Dendrophobie）：恐惧树木。

牙医恐怖症（Dentophobie）：恐惧牙医的治疗。

皮肤病恐怖症（Dermatophobie）：恐惧皮肤病变。

身体右方物体恐怖症（Dextrophobie）：恐惧位于身体右方的物体。

糖尿病恐怖症（Diabétophobie）：恐惧糖尿病。

上学恐怖症（Didaskaléinophobie）：恐惧上学。

正义恐怖症（Dikephobie）：恐惧正义。

饮酒恐怖症（Dipsophobie）：恐惧饮酒。

公开脱衣恐怖症（Dishaphiliophobie）：恐惧在别人面前脱衣服。

房屋恐怖症（Domatophobie）：恐惧房子或恐惧在室内。

皮毛恐怖症（Doraphobie）：恐惧动物的皮或毛。

街道横越恐怖症（Dromophobie）：恐惧横穿街道。

畸形恐怖症（Dysmorphophobie）：恐惧身体畸形。

E

教堂恐怖症（Ecclésiophobie）：恐惧教堂。

自身镜像恐怖症（Eisoptrophobie）：恐惧镜子或恐惧镜子中的自己。

电力恐怖症（Electrophobie）：恐惧电。

自由恐怖症（Eleutherophobie）：恐惧自由。

恐猫症（Elurophobie）：恐惧猫类。

呕吐恐怖症（Emétophobie）：恐惧呕吐。

针头恐怖症（Enétophobie）：恐惧针头。

重罪恐怖症（Eniosophobie）：恐惧犯了不可饶恕的罪恶。

人群恐怖症（Enochlophobie）：恐惧人群。

昆虫恐怖症（Entomophobie）：恐惧昆虫。

日光恐怖症（Eosophobie）：恐惧白天的光线。

鼻血恐怖症（Epistaxiophobie）：恐惧流鼻血。

知识恐怖症（Epistémophobie）：恐惧知识。

恐马症（Equinophobie）：恐惧马类。

独处恐怖症（Eremophobie）：恐惧独处。

脸红/红光恐怖症（Ereuthrophobie，Erythrophobie）：① 恐惧红光。② 恐惧脸红。③ 恐惧红色。1846 年，由柏林的精神病医生鉴定提出。

工作/手术器材恐怖症（Ergasiophobie）：① 恐惧工作。② 恐惧去看外科医生或动手术。

工作恐怖症（Ergophobie）：恐惧工作。

性爱恐怖症（Erotophobie）：恐惧爱情或做爱。

F - G

发烧恐怖症（Febriphobie）：恐惧发烧。

法国文化恐怖症（Francophobie）：恐惧法国或法国文化。

婚姻恐怖症（Gamophobie）：恐惧婚姻。

笑声恐怖症（Geliophobie）：恐惧笑声。

老化恐怖症（Gérascophobie）：恐惧衰老。

老人恐怖症（Gérontophobie）：恐惧老人。

公开发言恐怖症（Glossophobie）：恐惧公开发言。

H

圣人圣物恐怖症（Hagiophobie）：恐惧圣人或圣物。

犯罪恐怖症（Hamartophobie）：恐惧犯罪。

被触碰恐怖症（Haptephobie）：恐惧被触碰。

愉悦恐怖症（Hédonophobie）：恐惧愉悦的感觉。

太阳恐怖症（Héliophobie）：恐惧太阳。

恐血症（Hémophobie）：恐惧鲜血。

恐蛇症（Herpétophobie）：恐惧蛇类。

异性恐怖症（Hétérophobie）：恐惧异性。

恐马症（Hippophobie）：恐惧马类。

布道恐怖症（Homilophobie）：恐惧布道。

人类恐怖症（Hominophobie）：恐惧人类。

武器恐怖症（Hoplophobie）：恐惧武器。

镜子恐怖症（Hyclophobie）：恐惧镜子。

恐水症（Hydrophobie）：恐惧水。

森林恐怖症（Hylophobie）：恐惧森林。

责任恐怖症（Hypenfiophobie）：恐惧责任。

睡眠恐怖症（Hypnophobie）：恐惧睡眠或被催眠。

I - K

医生恐怖症（Iatrophobie）：恐惧去看医生。

鱼类恐怖症（Ichtyophobie）：恐惧鱼类。

观念恐怖症（Idéophobie）：恐惧观念。

昆虫恐怖症（Insectophobie）：恐惧昆虫。

毒物恐怖症（Iophobie）：恐惧毒物。

孤独恐怖症（Isolophobie）：恐惧孤独。

阴茎勃起恐怖症（Ithyphallophobie）：恐惧阴茎勃起（的状态）。

动作恐怖症（Kenéthophobie）：恐惧动作。

硬币恐怖症（Koinoniphobie）：恐惧硬币。

L

蔬菜恐怖症（Lachanophobie）：恐惧蔬菜。

说话恐怖症（Laliophobie）：恐惧说话。

白色恐怖症（Leukophobie）：恐惧白色。

身体左方物体恐怖症（Lévophobie）：恐惧位于身体左方的物体。

巨响恐怖症（Ligyrophobie）：恐惧巨大的声响。

幽暗恐怖症（Lygophobie）：恐惧黑暗。

M

下厨恐怖症（Mageirocophobie）：恐惧下厨。

惩罚恐怖症（Mastigophobie）：恐惧惩罚。

机械恐怖症（Méchanophobie）：恐惧机械。

阴茎萎缩恐怖症（Médomalacuphobie）：恐惧失去阴茎勃起的能力。

阴茎勃起恐怖症（Médorthophobie）：恐惧阴茎勃起（的动作）。

黑色恐怖症（Mélanophobie）：恐惧黑色。

音乐恐怖症（Mélophobie）：恐惧音乐。

月经恐怖症（Ménophobie）：恐惧月经。

记忆恐怖症（Mnémophobie）：恐惧记忆。

N

云朵恐怖症（Néphophobie）：恐惧云朵。

夜晚恐怖症（Noctiphobie）：恐惧夜晚。

名字恐怖症（Nomatophobie）：恐惧名字。

电话分离恐怖症（Nomophobie）：恐惧离开电话。

医院恐怖症（Nosocomephobie）：恐惧医院。

疾病恐怖症（Nosophobie）：恐惧疾病。

O

恐雨症（Ombrophobie）：恐惧下雨。

恐眼症（Ommétaphobie）：恐惧眼睛。

恐梦症（Oneirophobie）：恐惧梦。

特定文字恐怖症（Onomatophobie）：恐惧某些特定文字。

恐鸟症（Ornithophobie）：恐惧鸟类。

P

万物恐怖症（Pantophobie）：恐惧一切。

恐纸症（Papyrophobie）：恐惧纸张。

处女恐怖症（Parthénophobie）：恐惧处女。

人偶恐怖症（Pédiophobie）：恐惧人偶。

儿童恐怖症（Pédophobie）：恐惧儿童。

亲吻恐怖症（Philémaphobie）：恐惧亲吻。

恋爱恐怖症（Philophobie）：恐惧恋爱。

社交恐惧(Phobie sociale)：恐惧他人的评价。

恐惧恐怖症(Phobophobie)：恐惧恐惧。

河流恐怖症(Potamophobie)：恐惧河流。

进步恐怖症(Prosophobie)：恐惧进步。

结巴恐怖症(Psellismophobie)：恐惧结巴。

心理恐怖症(Psychophobie)：恐惧心理现象。

恐火症(Pyrophobie)：恐惧火。

R-S

辐射恐怖症(Radiophobie)：恐惧 X 射线。

排泄恐怖症(Rhypophobie)：恐惧排泄。

撒旦恐怖症(Satanophobie)：恐惧魔鬼。

阴影恐怖症(Sciophobie)：恐惧阴影。

月亮恐怖症(Sélénophobie)：恐惧月亮。

学习恐怖症(Sophophobie)：恐惧学习。

直立行走恐怖症(Stasiphobie)：恐惧直立或行走。

十字架恐怖症(Staurophobie)：恐惧十字架或带耶稣像的十字架。

家庭恐怖症(Syngénésophobie)：恐惧家庭。

T

速度恐怖症(Tachophobie)：恐惧速度。

活埋恐怖症(Taphéphobie)：恐惧被活埋。

被传染恐怖症(Tapinophobie)：恐惧被传染。

仪式恐怖症(Téléophobie)：恐惧仪式。

电话恐怖症(Téléphonophobie)：恐惧电话。

怀畸形胎恐怖症(Tératophobie)：恐惧自己生下的孩子畸形或是怪物。

考试恐怖症(Testophobie)：恐惧参加笔试。

破伤风恐怖症(Tétanophobie)：恐惧破伤风。

大海恐怖症(Thalassophobie)：恐惧大海。

死亡恐怖症(Thanatophobie)：恐惧死亡。

戏剧恐怖症(Théatrophobie)：恐惧戏剧。

神学恐怖症(Théologicophobie)：恐惧神学。

宗教恐怖症(Théophobie)：恐惧神或宗教。

恐热症(Thermophobie)：恐惧热。

怀孕恐怖症(Tocophobie)：恐惧怀孕或新生儿出生。

手术恐怖症(Tomophobie)：恐惧外科手术。

闪电恐怖症(Tonitrophobie)：恐惧闪电。

怯场症(Topophobie)：恐惧某些地方或情境。

毒物恐怖症(Toxophobie，Toxicophobie)：恐惧毒物或被下毒。

受伤恐怖症(Traumatophobie)：恐惧受伤。

颤抖恐怖症(Trémophobie)：恐惧颤抖。

恐毛症(Trichophobie)：恐惧动物的毛。

13 恐怖症(Triskaidekaphobie)：恐惧数字 13。

搬家恐怖症(Tropophobie)：恐惧搬家或改变。

注射恐怖症(Trypanophobie)：恐惧注射。

结核病恐怖症(Tuberculophobie)：恐惧结核病。

暴君恐怖症(Tyrannophobie)：恐惧暴君。

U - V - W

天堂恐怖症（Uranophobie）：恐惧天堂。

恐尿症（Urophobie）：恐惧尿液或排尿。

疫苗恐怖症（Vaccinophobie）：恐惧接种疫苗。

美女恐怖症（Venustaphobie）：恐惧美女。

单词恐怖症（Verbophobie）：恐惧单词。

病菌恐怖症（Verminophobie）：恐惧病菌。

衣服恐怖症（Vestiphobie）：恐惧衣服。

强奸恐怖症（Virginitéphobie）：恐惧强奸。

继父恐怖症（Vitricophobie）：恐惧继父。

巫婆恐怖症（Wiccaphobie）：恐惧巫婆或巫术。

X - Z

黄色恐怖症（Xanthophobie）：恐惧黄色或黄颜色的字。

陌生人恐怖症（Xénophobie）：恐惧陌生人。

干燥恐怖症（Xérophobie）：恐惧干燥。

森林恐怖症（Xylophobie）：恐惧木质物体或森林。

嫉妒恐怖症（Zélophobie）：恐惧嫉妒。

上帝恐怖症（Zeusophobie）：恐惧上帝或神。

动物恐怖症（Zoophobie）：恐惧动物。

附录 5
实用信息

医疗信息/辅助医疗信息

■ **普通科医生。**其职责在于检查和治疗各个年龄段的病人的各种疾病。他和专科医生协作,他们会有一些可以推荐的专科医生的地址。

■ **儿科医生。**他们属于专科医生,致力于儿童与青少年疾病的预防和治疗。他们会有一些合作的专科医生地址推荐给您。

■ **儿童精神科医生。**此类医生的专长在于治疗心理疾病。当遇到以下情况时,最好选择此类医生:药物治疗、住院、心理治疗方面的随访。有些儿童精神科医生尤其针对儿童的心理治疗。有时,他们可以指导父母和家庭中其他孩子,调整家人面对问题儿童时的反应。儿童精神科医生的工作方式并不完全相同。在不同的案例中,他们和儿童能否建立亲密感的能力是促进儿童或家庭取得信心的首要因素。

■ **精神科医生。**其专长在于治疗患有心理疾病的患者。

■ **临床心理学家。**至少在大学经过五年的学习,可以评估儿童、青少年或成人的心理状态。他们看重智力、社交、情感机能的质量。有些临床心理学家同时学习和实践心理治疗。心理学的临床应用并没有统一的标准。工作方法取决于选择的理论基础。其实践取决于个人选择和培训时学习的标准。

医 疗 组 织

法国认知行为治疗协会（AFTCC-Association française de thérapie comportementale et cognitive）：24，rue de la Saida 75015 Paris. www. aftcc. org.

法国强迫症患者协会（A. F. T. O. C-Association française de personnes souffrant de troubles obsessionnels et compulsifs）：1，rue Aristide Maillol 75015 Paris. www. aftoc. org.

躁郁症患者保护协会（Association ARGOS 2001-Association d'aide aux personnes atteintes de troubles bipolaires et à leur entourage）：1 – 3，rue de la Durance 75012 Paris. Tél：0146280020. Email：argos. 2001@free. fr. © ARGOS 2001 tous droits réservés. www. argos2001. fr/.

Allo 6/15 ans：只能电话联系，且只针对儿童，如儿童只是出现懒散或焦虑的情况时可联系。Tél：0142412211。

法国儿童及青少年保护协会（ASEA-Association française pour la sauvegarde de l'enfance et de l'adolescence）：28，place Saint-Georges 75009 Paris. Tél：0148781373.

法国抑郁症防治协会（France-Dépression）：Hôpital Sainte-Anne. 1，rue Cabanis 75014 Paris. Tél：0145658000.

法国精神健康协会（Ligue française d'hygiène mentale）：针对精神健康研究和行动的协会。11，rue Trochet 75009 Paris. Tél：0142662070.

Mediagora 协会：巴黎 Mediagora 协会旨在帮助克服广场恐怖症、社交恐惧、广泛性焦虑障碍症、惊恐发作和焦虑……该协会主席为梅勒·安妮·格昌耶（Melle Annie GRUYER）。其热线 0142827060 每周二 19：30～21：00，每周四 19：00～20：00 开通。Email：mediagora@free. fr。

PSYCOM 75：多家医院组成的工会，并联合了部分有关精神健康的公立机构。它面向病人及其家属，也同时面向普通科医生、精神科医生、医护人员和社会工作者。1，rue Cabanis 75674 Paris Cedex 14. Tél：0145658502.

自由职业医生工会（SML-Syndicat de médecins libéraux）：这是研究和预防自杀行为的团体。12，avenue Rochfller 69373 Lyon Cedex 08. Tél：0478742488.

牙科及颌面医学协会（SPOM-Société de psycho-odontologie Médicale et maxillo-faciale）：11，route de Villeneuve 89320 Vaumort. www. spom. fr.

法国精神疾病患者亲友联合会（UNAFAM-Union nationale des amis et falilles de malades mentaux）：8，rue de Montyon 75009 Paris. Tél：0147701198.

不适应儿童父母联合会（UNAPEI-Union nationale des asscoations de parents d'enfants inadaptés）：15，rue Coysevox 75876 Cedex 18. Tél：0142638433.

精神科医生急诊（Urgence psychiatrie）：自由职业精神科

医生上门问诊,并和治疗医生进行联系。热线电话 24 小时开通。所在省份编码：75,92,93,94。8，rue Vavin 75006．Tél：0143292020．

附录 6
实用文献

阿加森(Agathon M.)：法国国家科学研究中心(CNRS)研究员。她将行为疗法引入法国并取得发展。她最初的临床实验涉及恐怖症条件反射的解除。从一开始,她就鼓励医生学习行为疗法,但不排斥其他心理治疗方法。

关于行为疗法的模型,可以参阅 B. Samuel-Lajeunesse, C. Mirabel-Sarron, L. Vera, F. Mehran (1998)。

班杜拉(Banduran A.)：美国心理医生,致力于社会学习理论的实验研究,尤其是模仿学习。他的作品是认知治疗的理论基础,尤其是"自我肯定"疗法。

L'Apprentissage social, Bruxelle, Mardaga, 1980.

科特罗(Cottraux J.)：法国精神科医生,有多部关于认知行为疗法的著作。通过在里昂神经科医院的临床研究,他使国际社会开始重视认知行为疗法,同时他还与其他国外的团队进行合作研究。

Thérapie cognitive de la dépression, J. Lottraux et I. M. Blackburn, Paris, Masson, 1988.

福阿(Foa E.)：实验主义心理学家，任职于美国宾夕法尼亚大学医学院。她写了多篇科研论文探讨某些病理性行为产生的心理过程，如恐怖症、强迫症和创伤后应激障碍。其中几篇文章尤其鼓舞人心，特别是对那些治疗失败的人来说。

雅各布森(Jacobson E.)：医生。他对情感发展和心理现象对生理的影响特别感兴趣。他发展了一套基于肌肉收缩和放松的松弛法。在感觉到紧张后，病人学习放松每个肌肉群。行为主义心理学者经常使用这套方法。

让内(Janet P.)：法国精神科医生，他对心理和医学关系的研究深刻地影响了20世纪初的医学发展。

La médecine psychologique, Paris, Flammarion, 1923.

拉扎勒斯(Lazarus A. A.)：他强调临床医生在利用心理治疗方法时要怀有实验精神，对行为疗法的发展做出了重大的贡献。

Behavior Therapy and Beyond, New York, Mc Graw Hill, 1971.

马克斯(Marks I.)：在英国，他细致分析了行为策略使心理治疗达到最佳效果所需的条件，他尤其对恐怖症患者的暴露法进行了权威的描述。

Traitement et prise en charge des malades névrotiques, Québec, Canada, Gaëtan Morin Editeur, 1985.

巴甫洛夫(Pavlov I. P.)：19世纪初，他提出学习和精神病学之间存在联系。

Conditionned Reflexes and Psychiatry, New York, International Publishers, 1941.

罗斯(Ross A. O.)：北美心理学家。他对儿童和青少年的行为治疗发展做出了贡献。他的著作资料翔实,其中分享了他的临床经验,通过临床案例说明不同疾病的治疗。

Psychological Disorder of Children: *A behavioral approach to theory*, *research and therapy*, New York, McGraw-Hill, 1974.

萨尔科夫斯基斯(Salkovskis P.)：英国精神病学家。他写过多篇文章探讨惊恐发作和广场恐怖症。他同时研究综合治疗法（心理治疗和药物治疗相结合）。

塞利格曼(Seligman M. E. P.)：美国心理学家。他的知名著作关于引起病人治疗成功或失败的因素。确实,不同的病理中这些因素都有所不同。他尤其关注不当认知引起的回避行为。

斯金纳(Skinner B. F.)：他对正常行为和病理行为的强化进行了实验研究。他强调某些心理障碍症中维持病情（强化病情）的因素的作用。

L'analyse expérimentale du comportement, Bruxelles, Dessart, 1971.

华生(Watson L. S.)：他的大部分研究都致力于外部因素引起的情感发展,尤其是某些情感的学习和消除,如焦虑。

Child behavior modification: *a manual for teachers*, *nurses and parents*, New Yord, Pergamon Press, 1973.

沃尔普(Wolpe J.)：他的多部论文和著作涉及通过想象来解除恐惧反映的条件反射。他的著作在美洲和欧洲都十分有名。他出生在南非,1989 年坚持用法语做了一场关于行为疗法最新发展动态的讲座（在圣安娜医疗中心）。"我想要用你们的语言和你们交流。"他用带有浓重美国口音的法语说道。

Pratique de la thérapie comportementale, Paris, Masson, 1975.

参考文献

AGATHON M. (1983), « Approche comportementale des phobies », *L'Encéphale,* IX, p. 31-35.

AGATHON M. (1991), « La relaxation dans les thérapies comportementales », *Revue française de relaxation psychothérapique, Phobie et Relaxation,* 11, p. 69-84.

AGATHON M. (1997), « Thérapie comportementale de la peur de voler chez les aviateurs de métier », *Acta psychiatrica Belge,* 77, p. 105-107.

AGATHON M. et SAMUEL-LAJEUNESSE B. (1981), « Bilan de 4 années de thérapie comportementale », *Psychologie médicale,* 13, 1, p. 107-119.

AGRAS S., SYLVESTER D. et OLIVEAU J. (1969), « The epidemiology of common fears and phobia », *Comprehensive Psychiatry,* 10, p. 151-156.

AITKEN R. C. B., DALY R. J., LISTER J. A. *et al.* (1971), « Treatment of flying phobia in aircrew », *American Journal of Psychiatry,* 25, p. 30-542.

AJURIAGUERRA DE J. et MARCELLI D. (1982), *Psychopathologie de l'enfant,* Paris, Masson.

ALBERT E. et CHNEIWEISS L. (1990), *L'Anxiété au quotidien,* Paris, Odile Jacob.

AMERICAN PSYCHIATRIC ASSOCIATION (1995), *DSM IV: Manuel diagnostique et statistique des troubles mentaux,* 4ᵉ éd. (Version Internationale, Washington D.C.), traduction française par J.-D. Gueffi *et al.*, Paris, Masson, 1996.

ANDERSON P. L., ZIMAND E., HODGES L. F. et ROTHBAUM B. O. (2005), « Cognitive behavioral therapy for public-speaking anxiety using virtual reality for exposure », *Depress Anxiety,* 22, p. 156-158.

ANDRÉ C. (2004), Psychologie de la peur. Craintes, angoisses et phobies. Ed. O. Jacob.

ANDRÉ C. (1998), « Phobies spécifiques », *in* André C. (dir.), *Phobies et Obsessions,* Vélizy-Villacoublay, Doin/Initiatives Santé.

ANDRÉ C. (1998), *La Timidité,* Paris, PUF, coll. « Que Sais-je ? ».

ANDRÉ C. (1999), *Les Phobies,* Paris, Flammarion, coll. « Domino ».

ANDRE C. et LEGERON P. (2003), *La peur des autres. Trac, timidité et phobie sociale*, Paris, Odile Jacob.

AOUIZERATE B., MARTIN-GUEHL C. et TIGNOL J. (2004), « Neurobiologie et pharmacothérapie de la phobie sociale », *L'Encéphale*, XXX, p. 301-313.

BANDURA A. (1980), *L'Apprentissage social,* trad. J. A. Rondal, Bruxelles, Mardaga.

BARLOW D. (1984), « The psychosocial treatment of anxiety disorders : current status-future directions », *in* Williams J. B. et Spitzer R. L. (éd.), *Psychotherapy Research,* New York, Guilford Press, p. 89-105.

BAYLE G. (1999), *Le Trésor des phobies. Une peur des souris*, Paris, PUF, coll. « Psychanalyse ».

BECK A. T. (1997), « The past and future of cognitive therapy », *J. Psychother Pract Res*, 6, p. 276-284.

BECK A. T., EMERY G. et GREEN-BERG R. (1985), *Anxiety disorders and phobias. A cognitive perspective*, New York, Basic Books.

BECKHAM J. C., VRANA S. R., MAY J. G. et GUSTAVSON D. J. (1990), « Emotional processing and fear measurement synchrony as indicators of treatement outcome in fear of flying », *Journal of behavior therapy and experimental psychiatry*, 21, p. 111-115.

BEIDEL D. C., (1991), « Social phobia and overanxious disorder in school-age children », *Journal of American Academic child and adolescence psychiatry*, 30, 4, p. 545-552.

BERG I. (1980), « School refusal in early adolescence », *in* Hersov L. et Berg I. (éd.), *Out of school,* New York, John Wiley & Sons.

BERG I. et JACKSON A. (1985), « School refusers grow up : a follow-up study of 168 subjects, 10 years on average after in patient treatment », *British Journal of psychiatry,*147, p. 366-370.

BERG I., BUTLER A. et HALL G. (1976), « The outcome of adolescent school phobia », *British Journal of psychiatry,* 128, p. 80-85.

BERGHÄNDLER T., STIEGLITE R. D. et VRIENDS N. (2007), *La phobie sociale : étiologie, diagnostic et traitement,* Forum Med Suisse, p. 225-330.

BIRAN M. et WILSON G. T. (1981), « Treatment of phobic disorders using cognitive and exposure methods : a self-efficacy analysis », *Journal of consulting and clinical psychology,* 49, 6, p. 886-889.

BOISVERT J-M. et BEAUDRY M. (1979), *S'affirmer et communiquer*, Montréal, Éditions de l'Homme.

BORLAND L. R. (1962), « Odonotophobia inordinate fear of dental treatment », *Dental Clinics of North America,* p. 683-695.

BOTELLA C, BANOS R. M., PERPINA C., VILLA H., ALCANIZ M. et REY A. (1998), « Virtual reality treatment of claustrophobia: a case report », *Behav Res Ther*, 36, p. 239-246.

BOTELLA C., VILLA H., GARCIA PALACIOS A., QUERO S., BANOS R. M. et ALCANIZ M. (2004), « The use of VR in the treatment of panic disorders and agoraphobia », *Stud Health Technol Inform*, 99, p. 73-90.

BOULENGER J.-P, BISSERBE J.-C. et PERIER N. (1988), « Perturbations cognitives et pathologies anxieuses », *Psychiatric Psychobiology*, p. 125-129.

BOULENGER J.-P. et UHDE T. (1987), « Crises d'angoisse et phobies : aspects historiques et manifestations cliniques du syndrome agoraphobique », *Annales médico-psychologiques*, 145, p. 113-31.

BOUVARD M. et COTTRAUX J. (2005), *Protocoles et échelles d'évaluation en psychiatrie et en psychologie*, Masson, 4ᵉ édition.

BUILER G., CULLINGTON A.et MONBY M. (1984), « Exposure and anxiety management in the treatment of social phobias », *Journal of clinical psychology*, 52, p. 642-650.

CAMART N., ANDRE C., TRYBOU V. et BOURDEL M. C. (2006), « Évaluation des effets à court terme d'une thérapie comportementale et cognitive de groupe dans la phobie sociale », *L'Encéphale*, 32, p. 1111-1118.

CARIOU-ROGNANT A-M., CHAPERON A-F et DUCHESNE N. (2007), *L'affirmation de soi par le jeu de rôle*, Paris, Dunod.

CLARK D. M., SALKOVKIS P. M., HACKMAN A., MIDDELTON H., ANASTASIADES P. et GELDER M. G. (1994), « A comparison of cognitive therapy, applied relaxation and imipramine in the treatment of panic disorder », *Brit. J. Psychiatr.*, 164, p. 759-769.

COELHO C. M., SANTOS J. A., SILVERIO J.et SILVA C. F. (2006), « Virtual reality and acrophobia: One-year follow-up and case study », *Cyberpsychol Behav*, 9, p. 336-341.

COHN C. F., KRON R. E. et BRADY J. P. (1976), « A case of blood-illness-injury phobia treated behaviourally », *Journal of nervous and mental disorders*, 162, p. 65.

CONNOLY J., HALLAM R. S. et MARKS I. M. (1976), « Selective association of fainting with blood-injury phobias », *Behavior therapy*, 7, p. 8-13.

COOLIDGE J. C., BRODIE R. D. et FEENEY B. (1964), « A ten year follow-up study of 66 phobic children », *American Journal of psychiatry*, 34, p. 675-684.

COTE S. et BOUCHARD S. (2005), « Documenting the efficacy of virtual reality exposure with psychophysiological and information processing measures », *Appl Psychophysiol Biofeedback*, 30, p. 217-232.

COTT N. et KAMPEL S. (1973), *Flying without fear*, Chicago, Henry Regnery.

COTTRAUX J. (1995), *Les Thérapies comportementales et cognitives*, Paris, Masson.

COTTRAUX J. et MOLLARD E. (1986), *Les Phobies. Perspectives nouvelles*, Paris, PUF, coll. « Nodules », Paris.

COTTRAUX J. et MOLLARD E. (1988), « Cognitive therapy of phobias », *in* Perris C., Blackburn I., Perris H. (éd.), *The Theory and Practice of cognitive therapy*, Berlin, Springer Verlag.

COVER-JONES M. (1924), « A laboratory study of fear: the case of Peter », *Pediatrics Seminars*, 31, p. 308-315.

CURTIS G.C., MAGEE W.J., EATON W.W., WITTCHEN H.U. et KESSLER R.C. (1998*b*), « Specific fears and phobias: epidemiology and classification », *British Journal of Psychiatry*, 173, p. 212-217.

CYRULNIK B. (1989), *Sous le signe du lien*, Paris, Hachette.

CYRULNIK B. (1993), *Les Nourritures affectives*, Paris, Odile Jacob.

DAVIDSON J. R. (1993), « International advances in the treatment of social phobia », *Journal of clinical psychiatry*, 55, p. 123-129.

DORNA A. (1979), « Le comportement de crainte du vol en avion : l'application d'une procédure combinée de désensibilisation systématique et de renforcement positif », *Actualités psychiatriques*, 2, p. 13-17.

EMMELKAMP P. (1986), « Behavior therapy with adults » *in* Garfield S., Bergin A. (éd.), *Hand-book of psychotherapy and behavior change*, New York, John Wiley, p. 385-442.

EMMELKAMP P. et MERSCH P. (1982), « Cognition and exposure *in vivo* in the treatment of agoraphobics. Short term and delayed affects », *Cognitive Therapy and research*, 6, 1, p. 77-88.

EMMELKAMP P. M., KRIJN M., HULSBOSCH A. M., DE VRIES S., SCHUEMIE M. J. et VAN DER MAST C. A. (2002), « Virtual reality treatment versus exposure *in vivo*: a comparative evaluation in acrophobia », *Behav Res Ther*, 40, p. 509-516.

EMMELKAMP P., BRILMAN E., KUPER H. et MERSCH P. (1986), « The treatment of agoraphobia : a comparison of self-instructional training, rational-emotive therapy, and exposure *in vivo* », *Behavior Modification*, 1986, 6, p. 643-649.

EYSENCK H. J. et RACHMAN S. (1965),

The Causes and Cures of neuroses, Londres, Routledge and Kegan Paul.

FANGET F. (1999), « Traitement des phobies sociales : efficacité des thérapies comportementales de groupe », *L'Encéphale*, vol. 25, p. 158-168.

FANGET F. (2006), *Oser. Thérapie de la confiance en soi*, Paris, Odile Jacob.

FANGET F. et ROUCHOUSE B. (2007), *L'affirmation de soi, une méthode de thérapie*, Paris, Odile Jacob.

FESKE U. et CHAMBLES D. (1995), « Cognitive and behavioural versus exposure only treatment for social phobia: a meta-analysis », *Behaviour Therapy*, 26, p. 695-720.

FISHBAIN D.A., GOLDBERG M. et LABBE E. (1988), « Long term claustrophobia following magnetic resonance imaging », *American Journal of Psychiatry*, 145, p. 1038-1039.

FLAKIERSKA N., LINDSTROM M. et GILLBERG C. (1988), « Scholl refusal : a 15-20-year follow-up study of 35 Swedish urban children », *British Journal of Psychiatry*, 152, p. 834-837.

FOA E. B., EMMELKAMP M. G. (1983), *Failures in behavior therapy*, New York, John Wiley & Sons.

FONTAINE O., ROGNANT J. et SALAH D. (1993), « Les thérapies comportementales : approche pratique », *Encyclopédie médico-chirurgicale, Psychiatrie*, Paris, Éditions techniques, 37.820 A. 45.

FONTAINE-DELMOTTE E. et VAN BOGAERT TITECA E. (1983), « Étude de deux cas complexes de phobies : phobie de téléphone et phobie d'impulsion », *in* Fontaine O., Cottraux J., Ladouceur R. (éd.), *Cliniques de thérapie comportementale*, Bruxelles, Mardaga.

FRYREAR J. L. et WERNER S. (1976), « Treatment of a phobia by use of a videotaped modeling procedure », *Behavior Therapy,* 1, p. 391.

GALE E. et AYER W.A. (1969), « Treatment of dental phobias », *Journal of the American Dental Association,* 78, p. 1304.

GARCIA-PALACIOS A., BOTELLA C., HOFFMAN H. et FABREGAT S. (2007), « Comparing acceptance and refusal rates of virtual reality exposure vs. in vivo exposure by patients with specific phobias », *Cyberpsychol Behav,* 10, p. 722-724.

GARCIA-PALACIOS A., HOFFMAN H. G., RICHARDS T. R., SEIBEL E. J. et SHARAR S. R. (2007), « Use of Virtual Reality Distraction to Reduce Claustrophobia Symptoms during a Mock Magnetic Resonance Imaging Brain Scan », *A Case Report. Cyberpsychol Behav,* 10 (3), p. 485-8.

GARCIA-PALACIOS A., HOFFMAN H. G., SEE S. K., TSAI A. et BOTELLA C. (2001), « Redefining therapeutic success with virtual reality exposure therapy », *Cyberpsychol Behav,* 4, p. 341-348.

GARCIA-PALACIOS A., HOFFMAN H., CARLIN A., FURNESS T. A. et BOTELLA C. (2002), « Virtual reality in the treatment of spider phobia: A controlled study », *Behav Res Ther,* 40, p. 983-93.

GELLY R. M., AGATHON M. et DUFFAUT M. (1975), « La place des thérapies comportementales dans le traitement de la peur », *Médecine et Armées,* 3, p. 277-282.

GEORGE G. et VÉRA L. (1999), *La timidité chez l'enfant et l'adolescent,* Paris, Dunod.

GIRAULT N. et PELISSOLO A. (2003), « L'approche psychologique des troubles anxieux : information, soutien et psychothérapies », *Ann Med Psychol,* 161, p. 260-264.

GRAHAM J. et GAFFAN E. A. (1996), « Fear of water in children and adults : etiology and familial effects », *Behaviour Research and therapy,* 35, p. 91-108.

GREIST J. H., JEFFERSON J. W. et MARKS I. M. (1986), *Anxiety and its treatment : help is available,* Washington DC, American Psychiatric Press, Inc.

GUELFI J.-D. (1995), *Psychopathologie quantitative,* Paris, Masson.

GUELFI J.-D., (1993), *L'Évaluation clinique standardisée en psychiatrie,* Boulogne, Éditions médicales Pierre Fabre.

HAND I. et LAMONTAGNE Y. (1976), « Exacerbation of interpersonal problems after rapid phobia removal », *Psychotherapy : theory, research and practice,* 13, 4, p. 405-411.

HARRIS L.M., ROBINSON J. et MENZIES R. G. (1999), « Evidence for fear of restriction and fear of suffocation as components of claustrophobia », *Behav Res Ther,* 37, p. 155-159.

HARRIS S. R., KEMMERLING R. L. et NORTH M. M. (2002), « Brief virtual reality therapy for public speaking anxiety », *Cyberpsychol Behav,* 5, p. 543-50.

HATCHER S. (1989), « A case of doll phobia », *British Journal of psychiatry,* 155, p. 255-257.

HELLSTRÖM K, FELLENIUS J et OST L-

G. (1996), « One versus five sessions of applies tension in the treatment of blood phobia », *Behaviour Research and Therapy*, 34 (2), p. 101-112.

HERSOV L. A. (1960), « Refusal to go to school », *Journal of child psychology and psychiatry*, 1, p. 137-145.

HERSOV L. A. (1985), « School refusal », *in* Rutter M., Hersov L., Taylor E. (éd.), *Child and adolescent psychiatry modern approaches*, Oxford, Blackwell Scientific Publications, p. 385-399.

JACOBSON E. (1938), *Progressive Relaxation*, Chicago, University of Chicago Press.

JACOBSON E. (1980), *Savoir relaxer*, Montréal, Éditions de l'Homme.

JERRELMAN A., JANSSON L. et OST L. G. (1986), « Cognitive and physiological reactivity and the effects of different behavioral methods in the treatment of social phobia », *Behaviour Research and therapy*, 24, p. 171-180.

KAHN J. H., NURSTEN J. P. et CARROLL H. C. (1981), « Unwillingly to school (school phobia or school refusal : a psychosocial problem », New York, Pergamon Press.

KLERMAN G. L., WEISSMAN M. M. et OUELLETTE R. *et coll.* (1991), « Panic attacks in the community : social morbidity and health care utilization », *J.A.M.A*, 265, p. 742-746.

KLINGER E., BOUCHARD S., LEGERON P., ROY S., LAUER F., CHEMIN I. *et al.* (2005), « Virtual reality therapy versus cognitive behavior therapy for social phobia: A preliminary controlled study », *Cyberpsychol Behav*, 8, p. 76-88.

LADOUCEUR R., MARCHAND A. et BOISVERT J.M. (1999), « Les troubles anxieux : approche cognitive et comportementale », Masson.

LAMAGNÈRE F. (1994), *Manies, peurs et idées fixes*, Paris, Retz.

LAMBREY S., JOUVENT R., ALLILAIRE J.-F et PÉLISSOLO A. (2009), « Les thérapies utilisant la réalité virtuelle dans les troubles phobiques », *Annales médico-psychologiques*, 1, p 44-46.

LANG P. J. (1977), « Imagery in therapy : an information processing analysis of fear », *Behavior Therapy*, 8, p. 862-886.

LANG P. J., LEVIN D. N., MILLER G. A. et KOZAK M. J. (1983), « Fear behavior, fear imagery, and the psychophysiology of emotion : The problem of affective response integration », *Journal of abnormal psychology*, 92, p. 276-306.

LAZARUS R. et FOLKMAN S. (1984), *Stress, appraisal and coping*. Newyork, Springer.

LEBOVICI S. et LE NESTOUR A. (1977), « À propos des phobies scolaires graves », *Psychiatrie de l'enfant*, 20, 2, p. 383-432.

LECONTE C., CASTONGUAY L.G. (1987), *Rapprochement et intégration en psychothérapie*, Éditions Gaëtan Morin.

LÉPINE J. P. (1994), « Diagnosis and epidemiology of phobic disorders », communication présentée : A.E.P. Seventh European Congress, *New Approaches in anxiety states : panic and phobic disorders, Spotlight*, 4, p. 94-111.

LÉPINE J. P. et LELLOUCH J. (1994),

« Classification and epidemiology of anxiety disorders », *in* Darcourt G., Mendelewicz J., Racagni G., Brunelleo N. (éd.), *Current Therapeutic Approaches to panic and other anxiety disorders, International Academy for biomedical and drug research,* Basel, Karger, vol. 8, p. 1-14.

LIEBERMAN H. *et al.* (1984), « Effects of melatonin on human mood and performance », *Brain Research,* 323, p. 201-207.

LIEBOWITZ M. R., FYER A. J. et GORMAN J. M. (1984), « Lactate provocation of panic attacks: Biochemical and behavioral findings », *Arch Gen Psychiatry,* 41, p. 764-770.

LINDEN D. E. J. (2006), « How psychotherapy changes the brain – the contribution of functional neuroimaging », *Mol Psychiatry,* 11, p. 528-538.

LUCOK M. P. et SALKOVSKIS P. M. (1988), « Cognitive factors in social anxiety and its treatment », *Behaviour Research and therapy,* 26, p. 297-302.

LUDWICK-ROSENTHAL R. et NEUFIELD R. W. (1988), « Stress management during noxious medical procedures: an evaluative review of outcomes studies », *Psychol Bull,* 104, p. 326-342.

MALBOS E., MESTRE D. R., NOTE I. D. et GELLATO C. (2008), « Virtual reality and claustrophobia: multiple components therapy involving game editor virtual environments exposure », *Cyberpsychol Behav,* 11, p. 695-697.

MARCHAND A., LETARTE A. (2004), *La peur d'avoir peur,* Éditions de l'homme, 3ᵉ édition.

MARK I., GRAY S., COHEN D.,

HILL R., MAWSON D., RAMM L. et STERN R. (1983), « Imipramine and brief therapist aided exposure in agoraphobics having self-exposure homeworks », *Archives of General Psychiatry,* 40, p. 153-161.

MARKS I. (1985), *Traitement et prise en charge des malades névrotiques,* Québec, Gaëtan Morin Éditeur.

MARKS I. (1988), « Blood-injury phobia : a review », *American Journal of psychiatry,* 145, p. 1207-1213.

MARKS I. et MATTEW S. (1993), « Questionnaire des peurs, auto-évaluation des phobies », *in* Guelfi J.-D. (dir.), *L'Évaluation clinique standardisée en psychiatrie,* Boulogne, Éditions médicales Pierre Fabre.

MARKS I., HUSON J. (1973), « Physiological aspects of neural phobic imagery : further findings », *British Journal of psychiatry,* 122, p. 567-572.

MARKS I., VISWANATHAN R., LIPSEDGE M. S. et GARDINER R. (1972), « Enhanced relief of phobias by flooding during waning diazepam effect », *British Journal of psychiatry,* 121, 4, p. 493-505.

MATHEWS A. (1997), « A home-based treatment programme for agoraphobics », *Behavior Therapy,* 3, p. 915-924.

MATTICK R. P., PETERS L. et CLARKE J. C. (1998), « Exposure and cognitive restructuring for severe social phobia », *Behavior Therapy,* 20, p. 3-23.

MILLER G. A., LEVIN D. N., KOZAK M. J., COOK W., MCLEAN J. et LANG P. J. (1988), « Individuals differences in imagery and the psychophysiology of emotion », *Cognition and Emotion*, 4, p. 367-390.

MIRABEL SARRON C et PLAGNOL A. (2010), « Agoraphobie et espace de représentation : une approche comportementale et cognitive », *Annales médico-psychologiques*, Paris, Éd. Elsevier, vol 168, p. 38-43.

MIRABEL-SARRON C. (2010), « Allocution du président sortant la pratique des psychothérapies », *Annales médico-psychologiques*, Paris, Éd. Elsevier, vol. 116, n° 9, p 1-6.

MIRABEL-SARRON C. (2010), « Les techniques comportementales et cognitives », *in* « Monographie de l'anxiété », *Revue du Praticien*, 20 juin, vol. 60 (6), p. 808-809.

MIRABEL-SARRON C. (2011), « Dossier formation médicale continue DPC, les thérapies comportementales et cognitives », cahier 1 et 2, *Annales médico-psychologiques*, Paris, Éd. Elsevier.

MIRABEL-SARRON C. (2011), « Quand la peur vous immobilise », *in* André C. (dir.), *Secrets de psys*, Paris, Odile Jacob.

MIRABEL-SARRON C. et BREDA L. (2004), « Les phobies simples ou spécifiques », *in* Samuel-Lajeunesse B. (dir.), Mirabel-Sarron C., Véra L., Mehran F. (éd.), *Manuel de thérapie comportementale et cognitive,* Paris, Dunod, 2e édition.

MIRABEL-SARRON C. et VÉRA L. (2001), *L'Entretien en thérapie comportementale et cognitive,* Paris, Dunod, 3e édition.

MIRABEL-SARRON C. et VÉRA L. (2008), « Techniques de thérapies comportementales ». *Encyclopédie médicochirurgicale, Psychiatrie, Paris,*

Éditions techniques, 37.820A.45.

MIRABEL-SARRON C., MOLLARD E. et BOUVARD M. (1988), « Cécité et phobie », *Actualités psychiatriques*, 7, p. 47-50.

MIRABEL-SARRON C., VERA L. et GUELFI J. D. (2003), « Psychopathologie des phobies », *Psychiatrie Sciences Humaines Neurosciences*, vol. 1, n° 1, p 32-38.

MOLLARD E. et COTTRAUX J. (1983), « L'agoraphobie », *in* Fontaine O., Cottraux J., Ladouceur R. (éd), *Cliniques de thérapie comportementale*, Bruxelles, Mardaga.

MOUREN-SIMÉONI M.-C., VÉRA L. et DOYEN C. (2004), « Les thérapies chez l'enfant », *in* Samuel-Lajeunesse B. (dir.), Mirabel-Sarron C., Véra L. et Mehran F. (éd.), *Manuel de thérapie comportementale et cognitive,* Paris, Dunod, 2e édition.

MOUREN-SIMÉONI M.-C., VILA G. et VÉRA L. (1993), *Troubles anxieux de l'enfant et de l'adolescent,* Paris, Maloine.

MOUREN-SIMÉONI M.-C., VILA G. et VÉRA L. (1995), « L'angoisse de séparation : une nouvelle catégorie de troubles anxieux chez l'enfant ? » *Annales médicopsychologiques*, 149, 10, p. 755-765.

MUHLBERGER A., HERRMANN M. J., WIEDEMANN G. C., ELLGRING H. et PAULI P. (2001), « Repeated exposure of flight phobics to flights in virtual reality », *Behav Res Ther*, 39, p. 1033-1050.

MURPHY K. et BRUNBERG J. A. (1997), « Adult claustrophobia, anxiety and sedation in MRI ». *Magn Reson Imaging*, 15 (1), p. 51-54.

OLASOV B., HODGES L., WATSON B. A. *et al.* (1996), « Virtual reality exposure therapy in the treatment of fear of flying : a case report », *Behavior Research and therapy*, 34, 5-6, p. 477-481.

OLLENDICK T. H. et HERSEN M. (1985), *Child Behavioral Assessment*, New York, Pergamon Press.

ORGANISATION MONDIALE DE LA SANTÉ (1993), *Classification internationale des maladies (CIM 10)*, Masson, Paris.

ORLEMANS H. et VAN DEN BERGH O. (1997), *Phobies intéroceptives et phobies des maladies,* Paris, PUF.

OSBORN E. I. (1986), « Effects of participant modeling and desensitization on childhood warm water phobia », *Journal of behavior therapy and experimental psychiatry*, 17, 2, p. 117-119.

OST L. (1989), « A maintenance program for behavioural treatment of anxiety disorders », *Behaviour Research and Therapy*, 27 (2), p. 123-130.

ÖST L. G. (1996), « Long term effects of behavior therapy for specific phobia », *in* Mavissakalian M. R., Prien R. F. (éd.), *Long term treatments of anxiety disorders*, Washington DC, American Psychiatric Press.

OST L. G. et STERNER U. (1987), « Applied tension: a specific method for treatment of blood phobia », *Behaviour Research and Therapy*, 25 (1), p. 25-29.

ÖST L. G., ALM T., BRANDBERG M. et BREITHOLTZ E. (2001), « One vs five sessions of exposure and five sessions of cognitive therapy in the treatment of claustrophobia », *Behav Res Ther*, 39, p. 167-83.

PÉLISSOLO A., HURON C., FANGET F., SERVANT D., STITI S., RICHARD-BERTHE C. et BOYER P. (2006), « Les phobies sociales en psychiatrie : caractéristiques cliniques et modalités de prise en charge » (étude Phœnix), *L'Encéphale*, 36, p. 106-112.

PLAGNOL A. et MIRABEL-SARRON C. (2009), « Mémoire original : « Espace phobique et levier thérapeutique », *Annales Médico-Psychologiques*, Paris, Éd. Elsevier, 167(2), p. 101-109.

RANGARAJ J. et PELISSOLO A. (2003), « Identification des troubles anxieux », *Ann. Med. Psychol.*, 161, p. 250-254.

RATHUS S. A. (1993), « Échelle d'affirmation de soi de Rathus », *in* Guelfi J.-D. (dir.), *L'Évaluation clinique standardisée en psychiatrie*, Boulogne, Éditions médicales Pierre Fabre.

ROBERTS R. J. (1989), « Passenger fear of flying : behavioral treatment with existensive *in vivo* exposure and group support", *Aviation, space and environmental medicine,* 60, p. 342-348.

ROGE B. et GOSALVEZ C. (1983), « Les phobies scolaires », *in* Fontaine O., Cottraux J., Ladouceur R. (éd.), *Cliniques de thérapie comportementale,* Bruxelles, Mardaga.

ROTHBAUM B. O., ANDERSON P., ZIMAND E., HODGES L., LANG D. et WILSON J. (2006), « Virtual reality exposure therapy and standard (*in vivo*) exposure therapy in the treatment of fear of flying », *Behav Res Ther*, 37, p. 80-90.

ROTHBAUM B. O., HODGES L. F., KOOPER R., OPDYKE D., WILLI-

FORD J. S. et NORTH M. (2005), « Effectiveness of computer-generated (virtual reality) graded exposure in the treatment of acrophobia », *American Journal of Psychiatry*, 152, p. 626-628.

ROTHBAUM B. O., HODGES L., WATSON B. A., KESSLER C. D. et OPDYKE D. (1996), « Virtual reality exposure therapy in the treatment of fear of flying: a case report », *Behav Res Ther*, 34, p. 477-481.

ROUSSELET A. V., MIRABEL-SARRON C., SGARD F., RUSINEK S., GUELFI J. D., ROUILLON F. et GOUDEMAND M. (2008), « Relation entre la motivation au changement et les dimensions du TCI (Temperament and Character Inventory) de Cloninger chez des patients alcoolo-dépendants, dépressifs et anxieux sociaux », *Annales Médico Psychologique*, Paris, Éd. Elsevier, vol. 166, p. 741-743.

SALA L., KOELTZ B., ALCARAZ G. et BERTRAND-MICALETTI F. (2004), « Nouveau format de thérapie de groupe pour la phobie sociale », *Journal des thérapies comportementales et cognitives*, vol 15, n° HS 1.

SALKOVSKIS P., JONES D. et CLARCK D. (1986), « Respiratory control in the treatment of panic attacks ; replication and extension with concurrent measurement of behavior and carbone dioxide », *British Journal of psychiatry*, 148, p. 526-532.

SAMUEL-LAJEUNESSE B. (dir.). (2004), *Manuel de thérapie comportementale et cognitive*, Paris, Dunod, 2ᵉ édition.

SARJI S. A., ABDULLAH B. J., KUMAR G., TAN A. H. et NARAYANAN P. (1998), « Failed magnetic resonance imaging examinations due to claustrophobia », *Australas Radiol*, 42(4), p. 293-295.

SELIGMAN M. E. P. (1971), « Phobias and preparedness », *Behavior Therapy*, 2, p. 307-320.

SHEEHAN D. V. (1982), « Current concepts in psychiatry : panic attacks and phobias », *New England Journal of medicine, medical intelligence*, p. 156-158.

SIMPÈRE F. (1998), *Vaincre la peur de l'eau. Aide psychologique et bases techniques pour réussir*, Paris, Marabout.

SKINNER B. F. (1971), *L'Analyse expérimentale du comportement*, Dessart, Bruxelles.

SYNAJKO D., SAMUEL-LAJEUNESSE B. et AGATHON M. (1980), « Phobie des transports et agoraphobie. Tentative de discrimination comportementale », *Journal de thérapie comportementale*, II, 2, p. 51-59.

TAYLOR S. (1996), « Meta-analysis of cognitive and behavioural treatment for social treatment », *J. Behav.*, vol. 27 (1), p. 1-9.

THÉRY-HUGLY M. C. (1995), « Approche psychologique de l'enfant et de l'adolescent en chirurgie buccale », *Réalités cliniques*, 6, 3, p.279-292.

THÉRY-HUGLY M. C. (1997), « Au-delà du davier. Psychodontologie et thérapies comportementales et cognitives », *Journal de thérapie comportementale et cognitive*, 7, 4, p. 129-130.

VAN RILLAER J. (1998), *Peurs, angoisses et phobies*, Paris, Bernet-Danilo.

VÉRA L. (1988), « Anxiété sociale et troubles anxieux chez l'enfant : une étude comportementale », *Actualités psychiatriques*, 1988, 7, p. 121-124.

VÉRA L. (1990), « Les psychothérapies comportementales dans les phobies scolaires », *La Médecine infantile*, 1990, 7, p. 543-548.

VÉRA L. (1992), « Anxiété et performances », *Approche neuropsychologique des apprentissages chez l'enfant* (journal de l'A.N.A.E.), 2, 4, p. 86-89.

VÉRA L. (1994), « Approche cognitivo-comportementale du trouble obsessif-compulsif », *Psychologie française*, 38, p. 3-4.

VÉRA L. (1994), « Les phobies sociales ». *Psychologie française*, 38, p. 3-4.

VÉRA L. (1998), « Assertivité et anxiété sociale », *Annales de psychiatrie*, 4, 3, p. 225-228.

VÉRA L. (1998), « Les phobies sociales », *in* Samuel-Lajeunesse B. (dir.), Mirabel-Sarron C., Véra L., Mehran F. (éd.), *Manuel de thérapie comportementale et cognitive*, Paris, Dunod.

VÉRA L. (1998), « Les thérapies de groupe » *in* Samuel-Lajeunesse B. (dir.), Mirabel-Sarron C., Véra L., Mehran F. (éd.), *Manuel de thérapie comportementale et cognitive*, Paris, Dunod.

VÉRA L. et LEVEAU J. (1994), « Les thérapies cognitivo-comportementales chez l'enfant », *Psychologie française*, 38, p. 3-4.

VÉRA L. et LEVEAU J., *Thérapies cognitivo-comportementale en psychiatrie infanto-juvénile*, Paris, Masson, coll. « Médecine et Psychothéra-

pie », 1990.

VÉRA L. et MIRABEL-SARRON C. (1994), « L'analyse fonctionnelle et l'évaluation en thérapie cognitivo-comportementale », *Psychologie française*, 38, 3-4, p. 203-209.

VINCELLI F., ANOLLI L., BOUCHARD S., WIEDERHOLD B. K., ZURLONI V. et RIVA G. (2003), « Experiential cognitive therapy in the treatment of panic disorders with agoraphobia: a controlled study », *Cyberpsychol Behav*, 6, p. 321-328.

WALD J. et TAYLOR S. (2003), « Preliminary research on the efficacy of virtual reality exposure therapy to treat driving phobia », *Cyberpsychol Behav*, 6, p. 459-465.

WALDER C. P., CRACKEN J. S. et HERBERT M. (1987), « Psychological intervention in civilian flying phobia. Evaluation and a three year follow-up », *British Journal of psychiatry*, 151, p. 494-498.

WALK R. D. (1965), « The study of visual depth and distance perception in animals, advances », in Lehrman D. S., Hinde R. A., Shawe E., *The Study of behaviour*, Londres, Academic Press, 1, p. 99-154.

WALLACH H. S., SAFIR M. P. et BARZVI M. (2009), « Virtual reality cognitive behavior therapy for public speaking anxiety: A randomized clinical trial », *Behav Modif*, 33, p. 314-338.

WATSON J. B. et RAYNER R. (1920), « Conditioned emotional reactions », *Journal of experimental psychology*, 3, p. 1-14.

WEISS M. et BURKE A. (1967), « A 5 to 10 years follow-up of hospitalized school phobic children and adolescents », *American Journal of ortho-psychiatry*, 40, 4, p. 672-676.

WESTPHAL C. (1871-1872), « Die Ago-raphobie : eine neuropathische erschei-nung », *Archiv für psychiatrie und ner-venkrankheiten*, 3, p. 138-161.

WOLPE J. (1975), *Pratique de la théra-pie comportementale*, trad. J. Rognant, Paris, Masson.

WOLPE J. et LANG P. J. (1993), « Échelle des peurs », *in* Guelfi J. D. (dir.), *L'Évaluation clinique standardi-sée en psychiatrie*, Boulogne, Éditions

médicales Pierre Fabre.

YULE W., UDWIN O. et MURDOCH K. (1990), « The "Jupiter" Sinking : effects on children's fears, depression and anxiety », *Journal of child psy-chology and psychiatry*, 31, 7, p. 1051-1061.

ZNAÏDI F, VIAUD-DELMON I, PELIS-SOLO A et JOUVENT R. (2006), « Generic virtual reality treatment applied to space-related phobias », *Ann Rev Cyber Ther Telemed*, 4, p. 175-179.

图书在版编目(CIP)数据

理解与治疗恐怖症：第二版 ／（法）克里斯蒂娜·米拉贝尔-萨龙,（法）路易·维拉著；潘巧英译 .— 上海：上海社会科学院出版社，2019
ISBN 978 - 7 - 5520 - 2587 - 3

Ⅰ.①理… Ⅱ.①克… ②路… ③潘… Ⅲ.①恐怖症—诊疗 Ⅳ.①R749.990.5

中国版本图书馆 CIP 数据核字(2018)第 299690 号

Originally published in France as：
Comprendre et traiter les phobies，by Christine Mirabel-Sarron & Luis Vera
© DUNOD Editeur，Paris，2012，2nd edition
Simplified Chinese language translation rights arranged through
Divas International，Paris 巴黎迪法国际版权代理(www. divas-books. com)

上海市版权局著作权合同登记号：图字 09 - 2014 - 050 号

理解与治疗恐怖症：第二版

著　者：（法）克里斯蒂娜·米拉贝尔-萨龙,（法）路易·维拉
译　者：潘巧英
责任编辑：杜颖颖
封面设计：黄婧昉
出版发行：上海社会科学院出版社
　　　　　上海顺昌路 622 号　邮编 200025
　　　　　电话总机 021 - 63315947　销售热线 021 - 53063735
　　　　　http://www. sassp. cn　E-mail：sassp@sassp. cn
排　版：南京展望文化发展有限公司
印　刷：上海信老印刷厂
开　本：890 毫米×1240 毫米　1/32
印　张：8.625
字　数：192 千字
版　次：2020 年 8 月第 1 版　　2020 年 8 月第 1 次印刷

ISBN 978 - 7 - 5520 - 2587 - 3/R · 046　　　　定价：45.00 元